AF465923

HISTOIRE NATURELLE

L'HOMME

PAR

ARTHUR MANGIN

PARIS
N.-J. PHILIPPART, ÉDITEUR
4, RUE HONORÉ-CHEVALIER, 4
ET DANS LES DÉPARTEMENTS
CHEZ TOUS LES LIBRAIRES
1861

TABLE DES MATIÈRES

Pag

PREMIÈRE PARTIE.

DISTINCTION DE L'HOMME ET DES BÊTES.

SECONDE PARTIE.

NOTIONS DE PHYSIOLOGIE ET D'ANATOMIE HUMAINES, ET D'ANTHROPOLOGIE.

Imprimerie de L. Toinon et Cie, à Saint-Germain-en Laye.

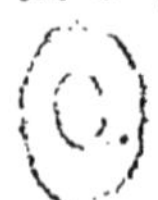

HISTOIRE NATURELLE

L'HOMME

PREMIÈRE PARTIE

Distinction de l'homme et des bêtes.

I

QU'EST-CE QUE L'HOMME?

« Un animal raisonnable, » suivant l'ancienne école (*Homo est animal rationale*).

S'il faut en croire Boileau, l'homme est le plus sot

« De tous les animaux qui s'élèvent dans l'air,
« Qui marchent sur la terre ou nagent dans la mer. »

On connaît enfin la définition ultra-spiritualiste de M. de Bonald : « L'homme est une intelligence servie par des organes. »

J'en pourrais citer encore bien d'autres, différentes de celles-là, et qui ne vaudraient ni moins ni plus. Car il y a du vrai dans toutes, mais aucune n'est complète, parce que chaque auteur s'est placé à un point de vue exclusif et n'a rendu qu'un seul côté de la nature humaine, qui en a une infinité.

Ainsi, M. de Bonald n'a défini que l'homme civilisé, perfectionné, dont il était lui-même un spécimen des plus remarquables, sinon des plus aimables et des meilleurs. Sa définition évidemment ne s'applique ni aux Papous, ni au: Caraïbes, ni aux Cafres, ni aux autres sauvages, dont le pe d'intelligence n'est employé absolument qu'à servir les ap pétits les plus brutaux et les plus féroces, et n'a pour effet par conséquent, que de les rendre plus dangereux que le animaux carnassiers, moins habiles dans l'art de tendre de embûches, de tourmenter leurs victimes et de les faire cuire

Quant à la définition de Boileau, c'est une boutade de sa tirique, qui n'a rien de bien fin ni de bien profond. Dir que l'homme est de tous les animaux le plus sot, en d'au tres termes, le plus sujet à l'erreur, aux extravagances aux méchancetés, au vice, que sais-je encore? ce n'est pa dire assez. L'homme n'est pas le plus sot animal : c'est *l seul* qui le soit et qui puisse l'être, précisément parce qu c'est le seul qui, agissant avec discernement, puisse et doiv nécessairement faire beaucoup plus de bévues que d'acte sensés; — parce que c'est le seul qui, pouvant être bon e connaissance de cause, doive aussi être méchant de propo délibéré, et l'être beaucoup plus que les brutes; — parc qu'en un mot c'est le seul qui, étant doué de facultés mul tiples, complexes et susceptibles de se développer à une in finité de degrés différents, de se combiner et de se manifeste de mille manières, puisse, s'il s'en sert bien, faire de trè bonnes et très belles choses, mais souvent en fait de for mauvaises et très laides, qu'il ne ferait point s'il était priv de ces facultés.

Bref, et tout bien considéré, la meilleure définition est er core celle des anciens docteurs, lesquels, si je ne me trompe l'avaient empruntée au grand Aristote. C'est la meilleure parce que c'est à la fois la plus générale, la plus nette et l plus concise. Et je suis très heureux de la trouver bonne parce que cela me permet de m'y tenir, et me dispense d'e chercher une autre, qui sans doute ne la vaudrait pas.

II

Donc : L'HOMME EST UN ANIMAL RAISONNABLE.

L'homme est un animal, c'est-à-dire un être organisé doué de vie, de sensibilité et d'intelligence.

Je ne dirai point que c'est l'animal le plus parfait, car l

perfection est chose essentiellement relative, — en tant, bien entendu, qu'il s'agit des êtres que nous connaissons, que nous pouvons étudier et comprendre.

Je dirais bien plus volontiers que l'homme est le seul animal qui ne puisse jamais atteindre la perfection : — j'entends en ce monde. En effet, la première bête venue — un cloporte, si l'on veut, sera parfait en tant que cloporte, pourvu qu'il n'ait point éprouvé d'accident. Un lion sera également parfait en son genre, pourvu qu'il soit robuste, bien portant et qu'il vive à l'aise dans un district giboyeux. Aussi les bêtes ne sont-elles point perfectibles, et cela pour ce motif fort simple, qu'elles n'ont nul besoin de se perfectionner. Elles sont ce qu'elles doivent être, ni plus, ni moins ; elles n'ont rien à acquérir ni à perdre : elles n'ont qu'à se conserver comme individus et comme espèces. L'homme, au contraire, n'est jamais parfait, ni quant au moral, ni quant au physique, ni quant à l'intelligence. Chez le plus beau, le plus robuste, le meilleur, le plus intelligent, on trouvera toujours quelque défaut, et, chez le plus grand nombre, la somme des imperfections l'emporte de beaucoup sur celle des perfections. Il y a plus : l'imperfection est tellement un caractère inhérent à la nature humaine, qu'il serait impossible d'imaginer un type d'homme ou de femme parfait sous tous les rapports. Tel type qui semblerait parfait aux uns pècherait aux yeux des autres par un ou plusieurs côtés. Chacun le voudrait à sa guise, selon ses goûts et ses penchants, et les humains discuteraient pendant dix mille ans sur ce sujet sans pouvoir se mettre d'accord.

Mais de ce que les animaux sont parfaits, tandis que l'homme ne l'est point, faut-il conclure que celui-ci soit inférieur à ceux-là? — Tant s'en faut. Il leur est infiniment supérieur, parce qu'il a plus d'organes, plus de facultés, ou des organes et des facultés plus complexes ; — parce que ses forces, ses ressources, au lieu d'être limitées fatalement comme chez les autres animaux, sont indéfiniment susceptibles de s'accroître, de se multiplier, de se perfectionner ; — en un mot, parce qu'il *peut* davantage. Et la preuve, c'est qu'il s'est presque rendu maître de la nature entière, que tout au moins il sait lutter contre elle et souvent avec avantage ; qu'il s'en approprie les éléments et les utilise à son profit ; que même il s'empare des forces naturelles, les gouverne, les met en jeu, les dirige, les excite ou les modère suivant son intérêt ; — qu'aucun animal ne lui résiste, et que tous ceux qui ne se soumettent pas à sa puissance sont fata-lement voués à une extermination plus ou moins prochaine.

Examinons rapidement quels sont les attributs essentiels qui constituent la supériorité physique, morale et intellec-tuelle de l'homme sur les bêtes.

III

Je dis premièrement que L'HOMME EST PHYSIQUEMENT SU-PÉRIEUR AUX AUTRES ANIMAUX.

L'attribut dans lequel le sentiment, je devrais dire plutôt l'instinct du vulgaire fait surtout résider la supériorité, c'est la force.

Or, si l'homme est, sous ce rapport, incontestablement su-périeur à la moyenne du règne animal, il faut convenir qu'un grand nombre d'espèces l'emportent de beaucoup sur lui. Qu'est-ce, en effet, que la force de l'athlète le plus ro-buste, comparée à celle d'une baleine, d'un éléphant, d'un rhinocéros, ou seulement d'un lion, d'un ours, d'un cheval ou d'un taureau? — Et parmi les animaux qui nous ressem-blent le plus, — les singes, — on sait maintenant qu'il en existe dont la vigueur est telle, qu'un seul individu terras-serait aisément huit ou dix hommes : je veux parler des gorilles du Gabon, dont le Muséum de Paris possède un spécimen remarquablement bien empaillé.

Mais, quelque valeur qu'on accorde à la force musculaire, on ne peut soutenir que ce soit là le seul élément de supé-riorité physique. Il suffit de jeter un coup d'œil au hasard sur les divers animaux qui peuplent la terre, l'air et les eaux, pour reconnaître qu'à l'exception d'un petit nombre tout à fait disgraciés de la nature, chacun doit à certaines particularités de son organisation une supériorité par-tielle qui lui donne sur tel ou tel point un avantage marqué. C'est, par exemple, chez l'oiseau, l'aile, cet admirable appa-reil locomoteur, qui lui permet de s'élever et de voyager dans les airs avec une facilité et une rapidité prodigieuses. C'est, chez les amphibies, la combinaison de la nageoire avec le pied ou avec l'aile, qui les fait participer à la fois aux avantages de la vie aquatique et de la vie terrestre o érienne. C'est, chez le cerf, la vitesse; — chez l'aigle, la uissance de l'organe visuel; — chez le singe, l'adresse et 'agilité; — chez plusieurs animaux, c'est la beauté des fornes ou des couleurs... Cela posé, il est certain que la supériorité physique générale d'un animal résulte de la somme les supériorités partielles dont il est pourvu, en d'autres ternes, de la réunion du plus grand nombre de facultés, et ussi de leur équilibre plus parfait, de leur combinaison plus ieureuse et du mutuel concours qu'elles peuvent se prêter our le rendre capable de faire plus de choses et de les nieux faire que les autres animaux. Eh bien, c'est à la fois ar l'excellence de la plupart des organes qui lui sont comnuns avec les autres animaux; — par la possession exclusive de qualités et d'organes qui manquent aux autres espèces; enfin, et principalement, par l'agencement harmonique de ses sens et de ses organes, par la forme et la disposition de ses membres et des diverses parties de son corps, que l'homme est notablement supérieur au reste du règne nimal. Hormis les membres propres à la locomotion aérienne, qui lui seraient plus incommodes qu'utiles et qui, eu égard au genre de vie pour lequel il a été formé, ne seraient chez lui qu'une sorte d'anomalie monstrueuse, l'organisaion de l'homme comprend tous les éléments de force, d'adresse, de grâce et d'aisance qui se trouvent chez les bêtes es mieux douées; ou bien elle y supplée, et toujours de la manière qui lui est le plus avantageuse. L'homme, à la vérité, n'est point amphibie comme le phoque ou la grenouille, mais il est capable de nager aussi bien et aussi longtemps qu'il peut en avoir besoin. Il est plus petit qu'un certain nombre d'animaux; mais le nombre de ceux qui lui sont inférieurs sous ce rapport est incomparablement plus grand encore, et sa taille a été calculée dans une si juste mesure, qu'on sent parfaitement qu'elle ne pourrait être, sans inconvénient, au-dessus ou au-dessous de ce qu'elle est. De même sa force, son agilité, son adresse, suffisent amplement aux exigences ordinaires de sa conservation et de sa sécurité, — d'autant qu'elles sont merveilleusement secondées par ses autres facultés physiques; encore plus merveilleusement dirigées et utilisées par son intelligence, et qu'elles sont susceptibles d'acquérir par l'exercice un développement extraordinaire.

L'homme n'est point quadrumane comme le singe; mais il n'est pas destiné comme le singe à passer son existence dans les forêts; et il a seul, en revanche, le privilége de tenir, de marcher, de courir sur ses membres inférieurs, d'avoir dans ses mains deux instruments incomparabl toujours libres dans leurs mouvements. La conformation la main de l'homme est un chef-d'œuvre de la nature. Ce des singes supérieurs est loin de l'égaler; elle en diffère r tablement par la courbure de la région palmaire, par pouce moins avancé et relativement plus court, et par dépendance des doigts qui ne sont point mobiles sépareme en sorte que cette main n'est guère qu'un organe de préh sion, et n'est point propre aux mouvements si variés c font de la nôtre une sorte de petite machine avec laque nous pouvons exécuter les travaux les plus délicats.

Je parle ici, bien entendu, de la main antérieure du sing dont les pieds ne sont que des mains incomplètes, de mê que ses jambes ne sont que des bras trop courts, hors proportion avec ses bras antérieurs, démesurément lon Ces pieds, ou plutôt ces mains postérieures, ne jouent qu' rôle secondaire dans la gymnastique à laquelle il se liv sur les arbres. A terre, elles ne posent que sur leur tranc extérieure et ne fournissent pas à l'animal une base de su tentation suffisante; en sorte que, contrairement à l'opini entretenue par l'ignorance du vulgaire, les grands singes l'ancien continent, les prétendus *hommes des bois*, ne so nullement aptes à marcher sur les mains de derrière sa l'aide de celles de devant. Sans doute on a vu des sing dressés à cet exercice; mais c'est là un tour de force qu'on en peut faire exécuter à plusieurs autres quadrupède aux chiens, par exemple, aussi bien et mieux qu'aux singe et qui ne prouve nullement que les uns ou les autres soie faits pour se tenir debout. S'il est un genre d'animaux qui, cet égard, se rapproche de l'homme, c'est le genre *ours*. I effet, grâce à sa conformation *plantigrade*, l'ours se dre souvent de lui-même sur ses pieds de derrière et peut d meurer dans cette attitude, marcher et même danser! pendant assez longtemps, sans effort et sans fatigue. Ma l'homme seul est vraiment bipède; ses jambes, longue droites et fortes s'articulent de telle façon que, même da l'attitude du demi-repos, c'est-à-dire lorsqu'il est assis, s corps et sa tête conservent encore la position verticale, que, pour se reposer complétement, pour dormir, il est ob gé de s'étendre horizontalement. Ses pieds sont constru de façon à porter seuls le poids entier du corps et lui fourni sent une base parfaitement stable. Les muscles qui retiennent le pied et la cuisse dans l'état d'extension sont très-forts, ce qui produit la saillie du mollet et de la fesse. Le bassin est chez lui plus large que chez aucun mammifère, ce qui écarte les cuisses et les pieds, et donne au tronc une forme pyramidale favorable à l'équilibre. L'écartement des pieds est encore augmenté par l'angle que forme le col du fémur avec le corps de l'os. La tête, s'articulant par sa base avec la colonne vertébrale, s'y trouve en équilibre, et les courbures de cette colonne sont ménagées de manière à maintenir le centre de gravité sur l'axe même du corps, et à corriger l'inégale distribution des viscères renfermés dans le thorax et dans l'abdomen.

La station verticale n'est donc pas chez l'homme, comme quelques auteurs l'ont prétendu, le résultat de l'éducation. Elle lui est tellement naturelle, que, quand même il le voudrait, il ne pourrait marcher commodément à la façon des quadrupèdes. Son pied court et inflexible et sa cuisse trop longue ramèneraient son genou contre terre. Ses épaules écartées et ses bras placés trop loin de la ligne médiane soutiendraient mal le poids de son corps. Le muscle qu'on appelle le *grand dentelé* et qui, chez les quadrupèdes, suspend, comme une sangle, le tronc entre les omoplates, est trop petit dans l'homme pour remplir cette fonction. Sa tête pesante ne serait pas soutenue suffisamment, car il n'a point de ligament cervial, et ses vertèbres ne peuvent se fléchir en avant. Tout au plus pourrait-il maintenir sa tête dans la ligne de l'épine dorsale, et alors ses yeux, au lieu de regarder devant lui, seraient dirigés contre terre. La situation des yeux et celle de la bouche est exclusivement appropriée à la station cervicale. Enfin les artères qui se rendent à son cerveau ne se ramifient pas comme dans beaucoup de quadrupèdes, et, si l'homme se tenait habituellement la tête en bas, il serait sujet à des congestions, à des apoplexies continuelles. Donc la Nature a voulu que l'homme se tînt droit et la tête haute.

> Os homini sublime dedit, cœlumque tueri
> Jussit, et erectos ad sidera tollere vultus.

Et ce privilége physique est, j'ose le dire, le complément indispensable des priviléges intellectuels qui nous sont départis : c'est le signe manifeste de notre supériorité, de notre puissance, de notre royauté.

Quelques philosophes, qui, par goût du paradoxe ou par un étrange déni de leur propre valeur, s'efforcent de ravaler notre espèce au niveau des brutes et prétendent démontrer que l'homme est un animal perfectionné, il est vrai, sous certains rapports, mais sous d'autres, corrompu et dégénéré, ont soutenu que beaucoup d'animaux l'emportent sur lui par le développement et la sensibilité des organes des sens. La vérité est que ces animaux ont, en vertu de leur destinée, tel ou tel sens extrêmement développé, ou que du moins l'organe de ce sens est doué d'une sensibilité exceptionnelle. C'est, par exemple, le cas de l'odorat chez certains carnassiers, de la vue chez les oiseaux de proie, etc. Mais, si l'homme a la vue moins perçante que ces derniers animaux, s'il ne voit pas non plus de deux côtés à la fois, comme beaucoup de quadrupèdes, il y a plus d'unité dans les résultats de sa vue, et son attention est mieux fixée sur ce genre si important de sensations. Si son ouïe est moins fine, en ce sens qu'elle n'est point impressionnée par des sons extrêmement faibles qui n'échappent point au lièvre, par exemple, et l'avertissent longtemps à l'avance de l'approche d'un danger, en revanche, il est le seul qui distingue nettement les intonations et possède, par conséquent, le sens musical. Si son organe olfactif n'est pas, comme celui du chien, sensible à des émanations subtiles qui lui permettent de suivre la piste du gibier, il paraît avoir seul un odorat assez délicat pour être affecté agréablement par les parfums et désagréablement par les odeurs mauvaises. La délicatesse de son goût se lie à celle de son odorat. Il l'emporte sur tous les animaux par la finesse de son toucher, laquelle résulte de la structure délicate et du peu d'épaisseur des téguments, de l'absence de parties insensibles à la surface de la peau, et de la forme de sa main, faite pour s'adapter merveilleusement aux plus petites inégalités des corps. Enfin, l'homme seul possède dans l'ensemble de ses organes vocaux un instrument à l'aide duquel, au lieu de pousser seulement des cris comme tous les animaux, il peut émettre et articuler des sons et les varier à l'infini, soit pour exprimer toutes les nuances de ses sentiments et de ses idées, soit pour produire cette succession mélodique d'intonations qui constitue le chant musical; et il n'est pas même besoin d'insister sur la différence énorme qui distingue sa parole et son chant du *parlage* mécanique de certains oiseaux et du chant de quelques autres. Ce chant, si agréable qu'on puisse le trouver, ne forme après tout qu'une série très restreinte de modulations qui se répètent invariablement; et il est à remarquer d'ailleurs qu'en général les oiseaux chanteurs ne peuvent apprendre à parler, et réciproquement que ceux qui parlent, comme les perroquets, ne poussent que des cris aigres et discordants. Les exceptions à cette règle sont très rares et s'appliquent à des oiseaux qui sont de médiocres chanteurs et n'apprennent jamais à bien parler (le merle et le sansonnet). J'omets à dessein d'insister sur le caractère purement mécanique du chant et du langage des oiseaux. Je n'ai voulu établir dans ce chapitre que la supériorité physique de l'homme sur les autres animaux. Nous allons l'étudier maintenant au point de vue moral et intellectuel.

IV

Je dis, en second lieu, que L'HOMME EST MORALEMENT SUPÉRIEUR AUX AUTRES ANIMAUX.

On comprend bien qu'en établissant ici une comparaison entre le moral de l'homme et celui des animaux, je veux examiner seulement, chez le premier et chez les seconds, cet ordre de facultés qui comprend les sentiments, les affections, les passions même, et qu'il ne peut s'agir des *idées morales*, lesquelles n'existent point chez les animaux, et sont, chez l'homme, le produit des plus hautes facultés de l'esprit.

Tous les hommes sensés et impartiaux, — j'aime à le croire du moins, pour l'honneur de l'esprit humain, — ont abandonné depuis longtemps la théorie de Descartes et de Bossuet, qui refusaient aux animaux l'intelligence et le sentiment, et celle, plus absurde encore de Malebranche, qui ne leur accordait même pas la sensibilité physique. On sait que Malebranche avait une chienne qu'il maltraitait sans autre but que de considérer le *mécanisme* des cris et des contorsions que ses coups provoquaient chez la pauvre bête. Un de ses amis lui reprochant un jour sa cruauté : — Eh! répondit le philosophe, ne savez vous pas *que cela ne sent point?* Malebranche n'ignorait pas pourtant que les animaux, — au moins les vertébrés, — ont un système nerveux plus ou moins complexe et centralisé dans l'encéphale. On pouvait donc lui demander quel était selon lui l'usage de ce système nerveux et de cet encéphale, si le premier ne servait point à transmettre les sensations au second, et celui-ci à mettre en jeu, par le moyen de celui-là, les membres et les organes... A quoi, sans doute, il eût répondu que tout se réduit chez les animaux à un double mécanisme de vibrations transmises au cerveau par les nerfs et renvoyé aux nerfs par le cerveau; mais que le *moi* de l'animal n'y est pour rien, attendu qu'un animal n'a point de moi, point d'âme, partant point de sensibilité, point d'intelligence, point de volonté.

Mais c'est là une affirmation gratuite, un vain paradoxe qui ne repose que sur une fausse interprétation des dogmes chrétiens, et dont l'expérience scientifique, d'accord avec la conscience universelle, le bon sens le plus vulgaire, a surabondamment démontré l'absurdité.

Non-seulement les animaux sont doués de sensibilité physique et capables, par conséquent, d'éprouver des sensations douloureuses ou agréables; mais, à mesure que l'on remonte l'échelle zoologique, on rencontre chez eux des sentiments, des affections, des passions parfaitement dessinés : sympathie et antipathie, attachement, reconnaissance, bonté ou méchanceté, douceur ou colère, peur ou courage, jalousie, etc.; en un mot, tout ce qui constitue chez eux le naturel et qui, dans l'homme, prend le nom de caractère.

Le développement, l'intensité, la variété de ces sentiments et de ces affections correspondent toujours au développement, à la variété des facultés intellectuelles; mais, tandis que chez l'homme il existe entre les premiers et les seconds une solidarité intime et une action réciproque constante, cette solidarité n'existe point ou n'existe que dans des limites très-restreintes entre les sentiments des bêtes et leur intelligence.

C'est parce que l'âme humaine est le théâtre d'actions et de réactions continuelles exercées par les sentiments sur la raison et l'intelligence et par l'intelligence et la raison sur les sentiments, que l'homme moral offre le spectacle de sentiments si vifs, si variés et si profonds. C'est parce que l'homme possède des facultés qui manquent complétement aux animaux qu'il a aussi des penchants et des passions qui lui sont exclusivement propres. En un mot, l'homme a ou peut avoir tous les sentiments bons et mauvais. Les animaux n'en ont qu'un très petit nombre. Ajoutons, pour être juste, qu'ils n'en ont guère de mauvais. Le chien est sans contredit le plus intelligent de tous les animaux que nous pouvons observer de près et avec suite. C'est aussi le plus sensible moralement, mais son instinct affectueux ne s'applique guère qu'à son maître. On ne voit point le mâle s'attacher à sa femelle, ni la femelle au mâle. On voit rarement le chien s'attacher à un autre animal, presque jamais à un animal de son espèce. Chez lui, comme chez la plupart des autres animaux, le sentiment paternel n'existe pas, le sentiment filial, pas davantage. Le sentiment maternel, purement instinctif, ne dure qu'autant que les petits ont besoin de teter la mère. Le chien est ordinairement craintif, soumis, docile, sensible aux bons traitements, reconnaissant des bienfaits qu'il a reçus, sans rancune pour le mal qu'on lui a fait. Enfin sa fidélité, on le sait, est proverbiale.

Le chat est peu intelligent. Il a aussi fort peu de sentiments, et, à part l'instinct maternel qui est assez fort, le seul sentiment qui acquière en lui par l'habitude une grande puissance, c'est l'attachement à la maison qu'il habite.

On a beaucoup parlé de la générosité du lion, dont Buffon a tracé un portrait si flatteur. Mais ce portrait n'est qu'une œuvre de fantaisie et d'imagination, tout comme celui du tigre, que le célèbre naturaliste s'est plu à peindre, par antithèse, sous les plus odieuses couleurs. La vérité est que le lion et le tigre, ainsi que les autres grands carnassiers du genre *felis*, n'obéissent guère qu'à des sentiments brutaux : la famine qui les pousse à chercher une proie et qui, lorsqu'elle est très vive, leur donne du courage et de l'audace; l'instinct de conservation qui les rend très timides lorsqu'ils ne sont point tourmentés par le besoin; la colère, lorsqu'ils sont attaqués et blessés. Le tigre est plus farouche que le lion, moins facile à apprivoiser. On en a vu néanmoins, dans les ménageries, qui étaient parfaitement domptés et soumis, peut-être même attachés à leur maître.

L'éléphant, dont on a bien exagéré l'intelligence, offre cependant l'exemple d'un genre de sentiment qui n'est porté chez aucun autre animal à un aussi haut degré. C'est le ressentiment des injures, le plaisir de la vengeance, après plusieurs mois, quelquefois au bout de plusieurs années. Ce sentiment est sans contredit le signe d'une grande mémoire; et cependant, par une anomalie bizarre, cette mémoire lui fait défaut lorsqu'il s'agit de sa conservation et de sa liberté. En effet, l'éléphant retombe aisément deux et trois fois dans le même piége, ce qui est le fait des animaux l plus stupides.

On voit par ces quelques exemples combien les sentimen des animaux sont limités. Cela tient à ce que tout sentime proprement dit a pour corrélatif un besoin déterminé. O les animaux n'ont guère que des besoins physiques. Un tr petit nombre d'espèces ont des besoins moraux; quelques unes à peine, le chien par exemple, manifestent quelqu chose qui ressemble à des besoins intellectuels. Le chie aime à jouer, à se promener, à voir du mouvement. Il pren plaisir à regarder par la fenêtre les passants dans la rue. manifeste une grande joie lorsque son maître l'emmène à promenade. Il est, en un mot, capable de s'ennuyer et d s'amuser, et ce n'est pas là à nos yeux un des moindres signe de sa supériorité intellectuelle et morale sur les autres bête

Les besoins de l'homme et, par suite, ses sentiment sont d'espèces très diverses. Ils sont en outre très sujets varier suivant le tempérament moral de chaque individu suivant une foule de circonstances, parmi lesquelles on peu signaler comme prépondérantes, la race, le climat, la natio nalité, l'état social, l'éducation et l'instruction, les exemple et les autres influences ambiantes, etc. — toutes chose qui font que, comme je l'ai déjà dit, les sentiments bons e mauvais existent ou peuvent exister à tous les degrés et sou une multitude de formes dans le cœur humain. Enfin la plu part des penchants et des passions de l'homme ne corres pondent pas à des besoins physiques, mais à des besoin moraux et intellectuels dont le germe préexiste, je le veu bien, dans tous les hommes, mais peut être étouffé ou ac quérir plus ou moins de développement suivant les temps les lieux et les autres circonstances que j'ai signalées tout l'heure.

Concluons donc que l'homme est moralement supérieu aux autres animaux : 1° parce que les sentiments qui lu sont communs avec eux sont en lui plus complexes, moin uniformes, moins empreints du sceau de la fatalité; 2° parc qu'il en possède ou peut posséder une foule dont les animaux sont absolument incapables; 3° parce qu'à la facult d'acquérir des sentiments, des penchants, des passions, s'ajoute, à la fois comme complément et comme correctif, cell de les perdre ou de les modifier par l'effet, soit de sa volont libre, soit des influences extérieures; 4° enfin parce que le sentiments de l'homme sont, comme on l'a déjà vu, solidaire de son intelligence, parce qu'il les connaît, qu'il les analyse, qu'il les dirige, qu'il y résiste ou qu'il y obéit selon sa volonté, laquelle est elle-même dirigée par sa raison ; d'où résulte pour lui la faculté de faire sciemment ou le bien ou le mal.

Cette dernière différence est de beaucoup la plus considérable et met tout un abîme entre l'homme libre qui n'obéit qu'à sa raison, et les animaux presque toujours esclaves de leurs instincts et soumis à la fatalité. Elle sera mieux appréciée lorsque nous aurons, non pas démontré — on ne démontre pas l'évidence — mais lorsque nous aurons mesuré l'énorme distance qui sépare l'intelligence humaine de celle des animaux.

V

DE L'INSTINCT ET DE L'INTELLIGENCE DANS LES ANIMAUX ET DANS L'HOMME.

Les facultés qui déterminent les mouvements et les actes des animaux sont de deux ordres bien distincts :

L'INSTINCT ou pour mieux dire LES INSTINCTS, — et l'INTELLIGENCE OU LES FACULTÉS INTELLECTUELLES.

Ces dernières comprennent chez l'homme seul un troisième ordre de facultés supérieures, dont l'ensemble constitue la RAISON et l'ESPRIT.

La possession exclusive des facultés rationnelles est assurément plus que suffisante pour placer l'homme à une distance énorme des bêtes, et rompre entièrement à cet égard la transition graduelle qui, sous le rapport physique et même jusqu'à un certain point, sous le rapport moral ou des sentiments, le relie à la série des êtres animés. Il n'est pas néanmoins sans intérêt de considérer en quoi les instincts et l'intelligence de l'homme diffèrent de ces mêmes facultés, telles qu'elles existent chez les bêtes; à quel point s'arrête, entre lui et elles, la communauté ou l'analogie; en quoi consistent enfin, d'une part, les facultés instinctives et intellectuelles; d'autre part, les facultés rationnelles et spirituelles qu'il a seul le privilége de posséder.

A. *Des instincts*. M. Flourens distingue fort justement deux espèces différentes d'instincts : les *instincts-sentiments* ou *instincts moraux*, et les *instincts-industries* ou *instincts mécaniques*. Les uns et les autres sont naturellement indépendants de l'intelligence. Mais les premiers peuvent en devenir dépendants par un effort de la volonté guidée par l'intelligence, comme cela a lieu chez quelques animaux supérieurs, — ou par la raison, ce qui n'a lieu que chez l'homme. Loin, du reste, d'être incompatibles avec la raison et l'intelligence, les instincts moraux suivent leur développement, ainsi que nous l'avons constaté précédemment; mais la loi est exacte relativement aux instincts mécaniques, dont le développement est toujours en raison inverse de celui de l'intelligence, et se réduit à peu de chose chez les animaux supérieurs; à néant chez l'homme adulte et cultivé.

« L'instinct, dit Georges Cuvier, a été accordé aux ani- « maux comme supplément de l'intelligence. » A quoi son frère Frédéric ajoute : « Si nous considérons les actions ins- « tinctives, nous trouvons qu'elles vont en augmentant de « nombre et d'importance, à mesure que les animaux, sous « le rapport de l'organisation, s'éloignent davantage de l'es- « pèce humaine. »

D'autre part, Pariset remarque excellemment que « c'est « principalement dans les idiots que se manifestent les *dis-* « *positions primordiales qui font le caractère proprement dit,* » (c'est-à-dire les *instincts-sentiments*). — « Là, continue-t-il, « elles ne sont point masquées par les suggestions de l'esprit. « La nullité de l'intelligence les met dans tout leur relief; et « pour peu que l'on se familiarise avec les idiots, on ne tarde « point à découvrir que, si l'un est doux, modeste, simple, « docile, naïf, généreux, ouvert, l'autre est dur, opiniâtre, « dissimulé, trompeur, envieux, rapace, cruel, et, qui le di- « rait? plein de vanité, de hauteur et d'orgueil, dernier senti- « ment qui, de tous les vices, est le plus dangereux et le plus « antisocial. » Il serait superflu d'insister ici de nouveau sur les instincts moraux, qui ne sont autres que les sentiments et les penchants naturels; mais il importe de bien faire connaître les instincts mécaniques dont les effets surprenants ont souvent donné le change, non-seulement au vulgaire, mais même à des esprits d'élite, qui les ont confondus avec les facultés intellectuelles dont l'homme se sert pour arriver laborieusement, à force d'expérience et d'étude, aux mêmes résultats et quelquefois à des résultats moins parfaits.

« Il existe dans un grand nombre d'animaux, dit George

Cuvier (il aurait dû dire *dans tous*), une faculté différente de l'intelligence, c'est celle qu'on nomme *instinct* : elle leur fait produire de certaines actions nécessaires à la conservation de l'espèce, mais souvent tout à fait contraires aux besoins apparents des individus, souvent aussi très compliquées, et qui, pour être attribuées à l'intelligence, supposeraient une prévoyance et des connaissances infiniment supérieures à celles qu'on peut admettre dans les espèces qui les exécutent. Les actions produites par l'instinct ne sont point non plus l'effet de l'imitation, car les individus qui les pratiquent ne les ont souvent jamais vu faire à d'autres ; elles ne sont point en proportion avec l'intelligence ordinaire, mais deviennent plus singulières, plus savantes, à mesure que les animaux appartiennent à des classes moins élevées, et dans tout le reste plus stupides. Elles sont si bien la propriété de l'espèce, que tous les individus les exercent de la même manière sans y rien perfectionner.

« Ainsi les abeilles ouvrières construisent, depuis le commencement du monde, des édifices très ingénieux, calculés d'après la plus haute géométrie, et destinés à loger et à nourrir une postérité qui n'est pas même la leur. Les abeilles et les guêpes solitaires forment aussi des nids très compliqués pour y déposer leurs œufs. Il sort de cet œuf un ver qui n'a jamais vu sa mère, qui ne connaît point la structure de la prison où il est enfermé, et qui, une fois métamorphosé, en construit cependant une parfaitement semblable pour son propre œuf. »

C'est aussi par un instinct inné que l'araignée tisse sa oile, que la fourmi se réunit en communautés et construit sa ourmilière ; que le castor bâtit des cabanes au bord des rivières ; que le petit canneton, à peine sorti de l'œuf, court à a rivière et se met à nager.

B. *Des aptitudes*. Mais il ne faut pas confondre les instincts roprement dits avec les aptitudes. Ainsi, chez le singe l'imitation, chez le perroquet le langage, chez le chien la chasse ou a police des troupeaux, sont des aptitudes bien plutôt que des nstincts. Le singe n'imite pas les autres animaux ; il n'imite ue l'homme, et en cela il se rapproche singulièrement des nfants qui, dans le bas âge, ne font rien que par imitation. e chien naît chasseur ou berger, comme un homme naît guerrier ou politique ; mais il a besoin de faire de la chasse ou de la garde des troupeaux un apprentissage, de même q les plus grands capitaines ou hommes d'État ont dû a prendre l'art militaire et la politique.

Ces facultés sont fort différentes sans doute, et je ne pr tends nullement mettre le guerrier au niveau du chien chasse, ni le législateur au rang du chien de berger; ma le procédé est le même, et c'est le signe certain d'une intel gence d'ordre supérieur, que possèdent le chien par rappo aux autres animaux, l'homme de génie par rapport a autres hommes.

L'homme aussi, en effet, a des penchants, des aptitude une vocation; mais il ne possède, en venant au monde, d'a tres instincts proprement dits que ceux de teter sa mère, toucher aux objets qui l'entourent, de marcher dès que s forces le lui permettent, de chercher sa nourriture au h sard. A mesure qu'il grandit, ces instincts s'effacent et so remplacés par des facultés qui le dirigent infiniment mieu mais dont l'emploi exige l'intervention constante de la v lonté. Tandis que l'abeille, la fourmi, le castor, etc., ont science infuse pour ce qui se rattache à leur instinct, l'homn ne sait rien. Il lui faut tout apprendre, inventer, perfectio ner à l'aide de son intelligence, de sa faculté créatrice, son génie. Il tombe sur cette terre dénué de tout, livré à lu même, et c'est là ce qui fait sa grandeur. Nu, il se couvr faible et inerme, il se défend contre les plus terribles an maux, prend le gibier et le tue, accommode ses alimen qu'il ne pourrait manger sans cela. Puis il cultive la terr construit des villes, forme des Etats, fait la guerre, étudie nature, crée la philosophie, la religion, les arts, l'industri les lettres et les sciences. Dans tout cela son instinct fait rien, son intelligence, sa raison, son esprit font tout.

VI

SUITE DU MÊME SUJET [1].

C. *De l'intelligence.* « Les animaux ont donc de l'intell

[1] C'est au remarquable ouvrage de M. Flourens : *De la Raiso du Génie et de la Folie,* que j'emprunte la plus grande partie ce chapitre.

;ence; mais quel est le degré, la limite précise de cette ntelligence? Toute la question est là. »

Les animaux ont le sentiment : Buffon est même d'avis 'ils l'ont plus sûr et plus exquis que nous ne l'avons. Ils t de la mémoire, et leur mémoire, dans le cercle plus res-int de ses fonctions, est plus exacte et plus fidèle que la tre. Ils reconnaissent au bout d'un très long temps les per-nnes avec lesquelles ils ont vécu, les lieux qu'ils ont habi-; ils se ressouviennent du bien et du mal qu'on leur a fait, s leçons qu'on leur a données.

Ils ont des perceptions, les associent et les conservent. Ils mparent, jugent et choisissent. Ils veulent, et, ce qui est bien is fort, ils domptent une volonté par une autre : le chien le à la crainte d'être châtié par son maître plutôt qu'au sir de dévorer un gibier ou une friandise qu'il doit lui ap-rter. En résumé, les bêtes, dit Georges le Roy, sentent isqu'elles ont des signes évidents de la douleur et du plai-; « elles se ressouviennent, puisqu'elles évitent ce qui eur a nui et recherchent ce qui leur a plu; elles comparent et jugent, puisqu'elles hésitent et choisissent; elles réflé-chissent sur leurs actes, puisque l'expérience les instruit et que les expériences plus répétées rectifient leurs premiers ugements. »

M. Flourens, lui, n'admet point que les bêtes *réfléchissent*, ais seulement qu'elles se rappellent leurs perceptions pas-es, les comparent aux perceptions présentes et s'arrêtent En quoi il est de l'avis d'Aristote : « Un seul animal, dit le célèbre philosophe, est capable de réfléchir et de déli-bérer : c'est l'homme. Il est vrai que plusieurs autres animaux participent à la faculté de connaître et à la mé-moire, mais lui seul peut revenir sur ce qu'il a appris. »

Il y a, selon M. Flourens, deux mondes essentiellement stincts : le monde physique et le monde métaphysique, le onde de la matière, du corps, des sens, et le monde pure-ent intellectuel, le monde de l'esprit, de l'âme. Les animaux t du sentiment, de la mémoire, de l'intelligence, mais ut cela est fatalement renfermé dans le même cercle, infran-issable pour eux, des choses physiques, et il est facile de ir que les mots : esprit, idée, raisonnement, raison, ne peu-nt être appliqués aux bêtes « que par une sorte de permis-sion qu'on se donne, et qu'en demandant pardon *de les profaner*, » comme dit Buffon.

« Pour mieux s'assurer de ceci, continue l'illustre sécré-

« taire perpétuel de l'Académie des Sciences, il suffit, ap
« avoir vu ce que font les animaux, de voir ce qu'ils
« peuvent faire.

« Les animaux ne font point d'abstractions... Ne fais
« point d'abstractions, ils n'ont pas des *idées*. Car c
« par l'abstraction seule que l'on passe de la perceptio
« l'idée, du monde physique au monde métaphysique,
« l'opération mixte du corps et de l'intelligence à l'opérat
« purement intellectuelle. »

Locke refuse aux bêtes les idées *générales* et leur acco des idées particulières. Buffon leur refuse les unes et les tres « parce qu'ils n'ont point d'entendement. » M. Flour leur concède les idées particulières, si l'on entend par là perceptions ; mais cette confusion lui paraît vicieuse.

« On conviendra du moins, poursuit-il, que les bêtes
« se font point d'*idées générales* ; et cela me suffit ici, car
« ce que je veux prouver pour le moment, c'est qu'il
« une limite entre l'intelligence inférieure des bêtes et l
« telligence supérieure de l'homme. Les bêtes auront d
« des *idées*, si l'on veut, quoique, à mon avis, cela ne
« point (au moins au sens ordinaire du mot *idée*), mais e
« n'auront pas des idées générales, universelles. La lin
« sera déplacée, mais il y aura une limite. »

Eh! sans doute, il y a une limite. Qui le nie ? Le sav académicien ne se donne-t-il pas inutilement beaucou peine pour démontrer une chose sur laquelle tous les g sensés sont d'accord ? Le difficile n'est pas de montrer qu a une séparation, mais, comme il l'a fort bien dit lui-mé plus haut, de déterminer le point où elle se trouve. Ques trop ardue pour que j'entreprenne de la discuter, d'au que si M. Flourens ne l'a pas péremptoirement résolu me paraît avoir au moins approché fort près de la soluti Je ne puis donc mieux faire que de continuer les citatio ce difficile sujet ne pouvant être mieux traité que par un maîtres de la science physiologique.

La faculté de former des idées générales, des idées u verselles, est ce que M. Flourens appelle *esprit, raison, in ligence supérieure de l'homme*. « Et cet esprit, cette raison, c
« intelligence supérieure de l'homme, ce n'est pas un v
« mot, c'est un fait. C'est un fait que les bêtes ne form
« pas des idées générales, et c'est un autre fait que l'hom
« en forme. »

VII

DES FACULTÉS PROPRES A L'HOMME.

Ainsi, il y a dans l'entendement humain, considéré tout tier, trois ordres de facultés :

Les instincts proprement dits (mécaniques et moraux),

L'intelligence inférieure des bêtes,

Et l'intelligence supérieure de l'homme, *la raison, l'esit.* Mais ce qui met le dernier sceau à la différence profonde i sépare les bêtes de l'homme, c'est la faculté que possède lui-ci de se replier sur lui-même, c'est l'étude de l'esprit r l'esprit. L'intelligence, dans les bêtes, n'étudie pas l'inligence.

On peut dire d'ailleurs de toutes les facultés de l'homme que Buffon dit de la mémoire :

« Je distingue deux espèces de mémoires infiniment différentes l'une de l'autre par leur cause, et qui peuvent cependant se ressembler en quelque sorte par leurs effets : la première est la trace de nos idées, et la seconde, que j'appellerais volontiers réminiscence plutôt que mémoire, n'est que le renouvellement de nos sensations;... la première émane de l'âme;... la seconde, au contraire, n'est produite que par le renouvellement des ébranlements du sens matériel, et elle est la seule qu'on puisse accorder aux animaux;... leurs sensations antérieures sont renouvelées par les sensations actuelles... »

« Il y a donc, ajoute M. Flourens, deux espèces de mémoires, et, comme il y a deux espèces de mémoires, il y a aussi deux espèces de jugements, deux espèces de volontés : la mémoire, le jugement, la volonté bornés, dans l'animal, par une intelligence brute; et la mémoire, le jugement, la volonté éclairés, guidés, transformés en quelque sorte par l'intelligence supérieure, par l'esprit de l'homme... »

La même puissance, la puissance de réfléchir, qui a onné à l'homme des idées, lui a donné l'art du langage.

« Il ne faut pas confondre le langage matériel, corporel, des animaux, avec le langage tout artificiel, tout abstrait de l'homme. Les bêtes ne parlent, ou plutôt ne s'avertissent

« entre elles que par des attouchements, des cris, des ge
« tes. » « C'est le corps qui parle au corps, » comme d
« Buffon. »

Dans le langage de l'homme, c'est l'esprit qui parle l'esprit; tout, dans ce langage, est le produit de l'esprit et résultat d'une convention : tout signe, tout son, toute figur toute écriture, tout moyen quelconque est bon à l'homn pour s'entendre avec les autres hommes, dès que ce moy est convenu... Les animaux n'en sont point là : la parole c perroquet, du sansonnet, du bouvreuil, etc., cette paro n'est qu'un son; la parole n'est vraiment parole que lor qu'elle émane de la pensée.

Une autre différence encore, et très profonde, ent l'homme et l'animal, c'est que l'animal n'a qu'une perfe tibilité individuelle, et que l'homme joint à la perfectibili de l'individu celle de l'espèce.

« Aucun des animaux, dit Buffon, n'est susceptible c
« cette perfectibilité d'espèce; ils ne sont aujourd'hui qu
« ce qu'ils ont été, que ce qu'ils seront toujours, et jama
« rien de plus, parce que, leur éducation étant purement i
« dividuelle, ils ne peuvent transmettre à leurs petits qu
« ce qu'ils ont eux-mêmes reçu de leurs père et mère, a
« lieu que l'homme reçoit l'éducation de tous les siècles, r
« cueille toutes les institutions des autres hommes, et peu
« par ce sage emploi du temps, profiter de tous les instan
« de la durée de son espèce pour la perfectionner toujou
« de plus en plus. «

« Un autre pouvoir très supérieur et très distinctif auss
« c'est l'*invention*, que l'homme seul possède en ce mond
« Aucun animal n'invente. Le don d'*invention* fait le progrè
« Chacun invente, l'un plus, l'autre moins, l'un bien, l'aut
« mal; chacun imagine, chacun exécute, chacun pense
« sa manière : penser à sa manière, c'est inventer. »

« Les animaux ont, comme nous, des *instincts moraux*
« ils naissent comme nous, avec l'instinct de la bonté, c
« la générosité, de la douceur, du courage, de la colère, c
« la haine, de la jalousie, etc. C'est la prédominance de t
« ou tel de ces instincts qui donne le ton de leur caractèr
« qui fait qu'on dit, et qu'on peut dire d'eux, qu'ils so
« bons, méchants, entêtés, dociles, etc.

« Mais les animaux ont-ils le *sentiment* (de quelque faç
« qu'on l'entende, *idée* ou perception) du bien et du mal mo
« ral, du juste et de l'injuste, etc.? Assurément, non. Le se

« timent moral, l'idée morale, est un des meilleurs effets de « cette vue de l'esprit par l'esprit, qui, comme je le disais « tout à l'heure, est la faculté suprême de l'entendement hu- « main. L'esprit qui se voit se juge; il se blâme, il s'ap- « prouve; il juge et pèse ses instincts, commme il juge et « pèse ses facultés intellectuelles; il corrige les mauvais, il « développe les bons.

« Enfin, et ceci est le dernier terme de la grandeur de « l'esprit humain, se voyant et *se connaissant soi-même*, il « voit et connaît Dieu, c'est-à-dire la raison pure, la raison « considérée en soi, et indépendamment de telle ou telle « raison particulière prise à part, la loi absolue du bien et « du mal, la règle inflexible du juste et de l'injuste; et tout « cela, sans qu'il soit besoin de le dire, sans qu'on ose même « descendre à le dire, est infiniment au-dessus de l'intelli- « gence bornée, de l'intelligence inférieure des bêtes. »

M. Flourens, on le voit, insiste beaucoup, et non sans raison, sur cette faculté de réflexion, de discussion intérieure des idées, qui est, en effet, le vrai signe de sa supériorité. C'est en réfléchissant sur ce qu'il voit, sur ce qu'il entend en observant, en méditant, en multipliant *sans cesse*, si l'on peut ainsi dire, ses idées par ses connaissances, que l'homme est arrivé à accumuler cette somme immense de notions physiques et métaphysiques, qui font sa puissance et sa gloire.

SECONDE PARTIE

Notions de Physiologie et d'Anatomie humaines, et d'Anthropologie.

La vie de l'homme se compose d'un certain nombre d phénomènes généraux qu'on nomme fonctions, et qui s'accomplissent au moyen d'autant de systèmes d'organes appropriés à chaque fonction.

Ces fonctions se divisent en trois catégories distinctes savoir :

1° Les fonctions de relation, qui mettent l'homme en rapport avec le monde extérieur;

2° Les fonctions de nutrition, qui ont pour effet de pourvoir à l'accroissement et à la conservation des organes, au renouvellement continuel des substances qui les composent en un mot au développement du corps et à l'entretien de la vie;

3° Les fonctions de reproduction, par lesquelles l'espèce se perpétue et se multiplie.

Le cadre extrêmement restreint de cet opuscule ne me permet point d'entreprendre la description complète des phénomènes multiples qui s'ajoutent et se combinent dans ces grandes fonctions, et des organes innombrables et délicats qui concourent à leur accomplissement.

Je dois me borner à esquisser rapidement le mécanisme de la vie physiologique, à indiquer la forme, la disposition et le jeu des organes qui, pour me servir de l'expression de M. de Bonald, sont destinés à servir l'intelligence humaine. Mais, avant d'aborder cette étude, il me paraît indispensable de faire connaître ce qu'on peut appeler l'architecture du corps humain. La merveilleuse machine avait besoin, comme toutes les machines bien faites, d'une charpente, d'un *bâtis*, comme disent les ingénieurs, pour en maintenir toutes les pièces dans les positions respectives qui leur ont été assignées, et de ressorts pour en assurer le jeu régulier. Cette charpente, c'est le *squelette* humain ; ces ressorts, ce sont les *muscles*. Avant donc de passer en revue les fonctions et les organes qui sont les manifestations et les instruments immédiats et, pour ainsi dire, intimes du principe vital, jetons un coup d'œil sur les parties plus grossières et plus inertes en apparence, mais non moins indispensables, auxquelles l'être humain doit sa solidité, sa sécurité et sa puissance d'action sur la matière.

I

DU SQUELETTE.

Le squelette se compose de l'assemblage des os, parties dures et solides du corps. Les os sont au nombre de deux cent six, et forment six groupes. Vingt-quatre de ces os ont à peu près la forme de petits disques superposés comme les pierres d'une colonne destinés à soutenir l'édifice du corps. Cette colonne est appelée *colonne vertébrale*, et ses éléments sont les *vertèbres*. Chacune de celles-ci est percée en arrière d'un trou circulaire. Les trous des vingt-quatre vertèbres se suivent et se correspondent de manière à former un long tube qu'on nomme le *canal médullaire*, et qui contient la moelle, dont je parlerai plus loin.

A la colonne vertébrale s'attachent de chaque côté douze arcs osseux qui limitent circulairement la cavité de la poitrine, et qu'on nomme les *côtes*. Les côtes se terminent en avant par des portions moins dures, moins consistantes, qu'on nomme cartilages.

Il y a donc de chaque côté douze cartilages ; les sept premiers cartilages, en les comptant à partir de la côte la plus rapprochée de la tête, vont directement s'unir à un os impair situé à la partie médiane et antérieure de la poitrine.

Cet os est le sternum; il est impair et symétrique à la co lonne vertébrale : celle-ci est à la partie postérieure de l poitrine; il est à la partie antérieure. Si l'on fait pas ser un plan vertical par le milieu du sternum et de la co lonne vertébrale, on divise le tronc en deux moitiés similai res composées chacune de vingt-quatre moitiés de vertèbres d'une moitié du sternum et de douze côtes. Les cartilage de la 8e, de la 9e et de la 10e côte vont s'unir chacun a cartilage de la côte supérieure; les cartilages de la 11e et d la 12e côtes restent libres, et ces côtes sont dites *flottantes*.

Les vertèbres qui partent des côtes sont appelées vertèbre dorsales. Elles sont au nombre de douze; elles sont précé dées des sept vertèbres cervicales, et suivies des cinq vertè bres lombaires qui ne portent pas de côtes. A la partie infé rieure de la colonne vertébrale est située une pièce osseus en forme de coin, que l'on appelle *sacrum* et qui se termin en dessous par un petit os triangulaire, le coccyx. Le sacrun résulte de la soudure de cinq vertèbres; le coccyx est dû à l réunion de quatre petits os analogues, très peu développé et représente à l'état rudimentaire chez l'homme la char pente solide de la queue des animaux.

Au sacrum se joignent les os iliaques qui viennent se réu nir à la partie antérieure du corps; ces os et le sacrum for ment une ceinture osseuse qui protège les organes urinaire et ceux de la génération ; c'est le *bassin*.

Les sept vertèbres cervicales, le thorax qui résulte de l'u nion des douze vertèbres dorsales, des côtes, de leur carti lage et du sternum, les cinq vertèbres lombaires, le sacrur et les os iliaques, enfin le coccyx, telles sont les pièces os seuses qui entrent dans la composition du tronc. Les vertè bres du cou se continuent en haut avec le crâne, dont le os peuvent être comparés, les uns à des vertèbres, les autre à des côtes.

Le crâne est une cavité comprise entre huit os; quatre l'occipital, le sphénoïde, l'ethmoïde et le frontal, sont im pairs et placés sur la ligne médiane. L'occipital est la parc postérieure et la base du crâne en arrière. Cette base es complétée au milieu par le sphénoïde, et en avant par l'eth moïde. Le frontal forme la paroi antérieure du crâne. L voûte du crâne a pour parois le temporal, qui s'articule ave l'occipital en arrière, le pariétal en avant, le sphénoïd et plusieurs os dont je parlerai plus loin. On dit qu'un o s'articule avec un autre quand il s'unit à lui. Les os d crâne que je viens de citer s'unissent immédiatement, et adhèrent les uns aux autres d'une manière fixe. En avant du temporal se trouve le pariétal, os pair, assez grand, quadrilatère, qui s'articule en haut avec le pariétal qui lui est symétrique, en arrière avec l'occipital, en avant avec le frontal, et enfin avec le sphénoïde. Le temporal et le pariétal sont des os pairs; c'est-à-dire qu'ils sont au nombre de deux, un de chaque côté du crâne. Le temporal a une portion pierreuse, qu'on nomme le rocher, et qui est percée de cavités où est logé l'appareil de l'audition.

Les trous vertébraux, qui sont situés derrière les corps des vertèbres, composent ensemble un canal où est logé un long cordon de substance molle; c'est la moelle nerveuse. Les vertèbres, en s'unissant entre elles, laissent de petites ouvertures pour le passage des nerfs. On appelle ces ouvertures, les trous de conjugaison. Comparant le rôle des os du crâne à celui des os du tronc, on a vu que le trou vertébral des vertèbres a son analogue dans le trou occipital, percé dans l'os de ce nom, et qui fait communiquer la cavité crânienne avec celle qui résulte de la superposition de toutes les cavités annulaires des vertèbres. La cavité crânienne a des dimensions bien plus égales. Elle se rapproche de la forme d'un œuf, dont la partie étroite se dirige en avant. Elle loge la masse renflée du système nerveux central ou cerveau.

Le corps des vertèbres se continue au delà du trou vertébral en une masse, la masse apophysaire. On appelle apophyses les prolongements ou les éminences d'un os. Dans la masse apophysaire, on remarque sur la ligne médiane, tout à fait à la partie postérieure du squelette, l'apophyse épineuse, et sur chacun des côtés de cette masse : 1° une apophyse nommée transverse, à cause de sa direction, et sur laquelle s'articule en partie la côte correspondante dans la région thoracique; 2° deux apophyses nommées articulaires à cause de leur rôle; celles-ci sont au nombre de quatre : deux à droite, et placées l'une en haut, l'autre en bas; deux à gauche, placées de même; elles s'articulent avec les apophyses des vertèbres avec lesquelles elles sont en contact.

La tête, on le sait, se compose à la fois du crâne et de la face, et celle-ci des deux mâchoires. Dans la mâchoire supérieure entrent six os de chaque côté : les os propres du nez, à la partie supérieure, antérieure et médiane de la face; les maxillaires supérieurs qui se soudent un peu au-dessous et en arrière des précédents, à la partie antérieure et moyenne de la face. Leur partie supérieure est la paroi inférieure de la cavité de l'orbite ; leur bord inférieur est creusé d'alvéoles pour les dents; c'est l'arcade alvéolaire supérieure; une face inférieure de ces mêmes os concourt à la formation du plafond de la bouche (voûte palatine ou palais). La partie postérieure de la voûte palatine est fournie par les os palatins. La voûte palatine sert de plancher aux fosses nasales, bornées à la partie supérieure par les os propres du nez ou nasaux, en avant; par l'ethmoïde au milieu par le sphénoïde en arrière. Au milieu dés fosses nasales se dresse le vomer, qui divise en deux l'orifice postérieur de ces fosses, dont l'orifice antérieur s'ouvre entre les os du nez et les maxillaires supérieurs. Dans les fosses nasales se trouvent les cornets du nez, lamelles osseuses dues à des os particuliers, ou à des prolongements des os voisins.

A la mâchoire supérieure se rattachent encore les os des joues, os de la pommette ou os malaires, os dont la partie externe a l'aspect d'un parallélogramme articulé, par sa base avec le maxillaire supérieur; par son angle supérieur et postérieur avec l'extrémité d'un prolongement en arc du temporal, l'apophyse zygomatique; par son angle supérieur et antérieur avec le frontal. Au bord antérieur de ce parallélogramme irrégulier, l'os malaire se réfléchit en dedans et limite à sa partie antérieure et externe la cavité de l'orbite.

Cette cavité où est l'œil a pour paroi supérieure l'os frontal, prolongement du sphénoïde, appelé sa petite aile; pour paroi inférieure l'os malaire, le maxillaire supérieur, une portion du palatin; pour paroi externe, un prolongement du sphénoïde, appelé sa grande aile, et pour paroi interne, l'ethmoïde, le sphénoïde, et en avant, un petit os mince, l'os unguis.

Sur les côtés de la face entre l'os malaire, le maxillaire supérieur, la grande aile du sphénoïde, le temporal et son apophyse zygomatique, est une cavité dite fosse zygomatique.

La mâchoire inférieure ne renferme qu'un seul os impair à la partie antérieure et inférieure de la face; on y distingue un corps sur la partie moyenne duquel une ligne saillante, verticale, indique la suture de ses deux moitiés similaires et symétriques : cette saillie, plus forte en bas, est la symphyse du menton. Le bord supérieur de cet os est le bord alvéolaire; il est creusé d'enfoncements ou alvéoles pour les dents. De chaque côté du corps s'élèvent deux branches, deux lames verticales, obliques de dehors en dedans, et d'arrière en avant. Le bord supérieur de chaque branche émet à chacun de ses angles un prolongement. Le prolongement de l'angle antérieur est l'apophyse coronoïde; il butte contre le maxillaire supérieur, quand la bouche est fermée; celui de l'angle postérieur s'élève davantage; il est ovale, arrondi à son extrémité; c'est le condyle de la mâchoire; le grand diamètre de l'ovale se dirige de dehors en dedans et d'avant en arrière. Ce condyle est reçu dans une cavité, la cavité glénoïde, creusée à la partie inférieure du temporal et de l'apophyse zygomatique qui en dépend.

Tous les os que je viens de décrire constituent ensemble la tête et le tronc. La mâchoire inférieure a des mouvements qui l'ont fait regarder comme un membre de la tête. On appelle *membres* des organes destinés à la préhension ou à la locomotion; les pièces du tronc sont pour ainsi dire fondamentales; les membres sont des appendices du tronc, qui peuvent s'en écarter ou s'en rapprocher au gré de l'animal. Chez l'homme, il y a quatre membres : deux supérieurs terminés par les mains, et destinés à la préhension; deux inférieurs, terminés par les pieds, et destinés à la station ou à la marche. On appelle souvent les pieds et les mains les extrémités du corps, parce qu'ils sont, dans l'extension des membres, les parties les plus éloignées du tronc.

Les pièces du tronc jouissent comme les membres, bien qu'à un degré moindre, d'une certaine mobilité. La tête, par exemple, est mobile sur le cou. La base du crâne et les premières vertèbres cervicales sont articulées ensemble d'une façon qui permet ce mouvement. Nous avons dit que la face inférieure de l'occipital est percée d'un trou auquel cet os a donné son nom. Sur la moitié antérieure de chacun de ses bords latéraux, le trou occipital présente deux éminences convexes, qui sont un peu obliques, de haut en bas et de dedans en dehors, et se dirigent d'arrière en avant et de dehors en dedans; ce sont les condyles, les deux bases par lesquelles la tête repose sur la première vertèbre cervicale. Celle-ci a reçu le nom d'*atlas*, parce qu'elle supporte la tête. Cette vertèbre n'a pas de corps; c'est un anneau osseux; comme toutes les vertèbres, elle a quatre apophyses articulaires; deux supérieures, ovales, concaves, inclinées en dedans et en avant; elles reçoivent les condyles. La deuxième vertèbre est appelée *axis*, parce qu'elle permet la rotation de l'atlas et de la tête que supporte l'atlas. Le corps de l'axis est muni pour cela d'une grosse éminence, l'apophyse odontoïde, qui s'applique à la face postérieure de la moitié antérieure de l'atlas.

Les membres ne s'unissent pas immédiatement au tronc. Les supérieurs s'articulent avec l'épaule ; les inférieurs avec le bassin ; le bassin, tout en formant une enceinte protectrice pour les organes génito-urinaires, comme les côtes pour le cœur et les poumons, offre avec les membres, au point de vue de leurs mouvements, les mêmes relations que l'épaule.

L'épaule se compose de l'omoplate et de la clavicule. L'omoplate a la forme d'un triangle presque rectangle, dont un des côtés, le plus long, est parallèle à la colonne vertébrale. A sa face postérieure, elle présente une crête transversale, l'épine de l'omoplate ; cette crête s'élève au-dessus de l'angle externe de l'omoplate ; c'est l'acromion. Cet angle externe que fait le petit côté du triangle avec son hypoténuse est tronqué par une cavité ovale, la cavité glénoïde, au-dessus de laquelle est une saillie du bord supérieur qui se recourbe comme un doigt à demi fléchi en bas et en dehors. La clavicule est un os long, à double courbure, dont une extrémité s'appuie sur le sternum, et dont l'autre s'applique à l'acromion. L'épaule est appuyée au côté externe et à la partie postérieure des premières côtes par l'omoplate, et elle se relie au sternum par la clavicule.

Outre l'épaule, le membre supérieur comprend encore le bras, l'avant-bras et la main. L'os du bras est l'humérus ; c'est un os long ; son extrémité supérieure (la tête) un peu renflée et arrondie, distincte de l'os par une petite rainure circulaire (le col), se place dans la cavité glénoïde. Son extrémité inférieure est assez large et creusée en-dessous d'une sorte de poulie, et en arrière d'une cavité. Dans cette cavité pénètre l'olécrâne, apophyse du cubitus.

L'avant-bras a pour parties solides le cubitus et le radius. Ces os s'articulent avec l'humérus par le ginglyme ; on appelle ainsi l'articulation de surfaces qui s'emboîtent ; l'une des surfaces articulaires a la forme d'une poulie ; le cubitus a son extrémité supérieure creusée d'une cavité, dite sigmoïde, où entre la poulie qui termine en bas l'humérus. Le bord postérieur de cette même extrémité du cubitus est l'olécrâne ; le bord antérieur offre aussi une partie saillante, l'apophyse coronoïde. L'olécrâne, qui borde la partie supérieure du cubitus en arrière, empêche le bras de trop reculer, parce qu'elle se place dans la fossette correspondante de l'humérus.

En même temps qu'il sert d'arrêt à l'avant-bras dans son mouvement d'avant en arrière, le cubitus est encore l'axe autour duquel l'avant-bras exécute les mouvements de rotation qui amènent la paume de la main dans ses positions différentes. La main est suspendue au radius. Le radius est un os dont la partie supérieure ou la tête est ronde et porte une face qui s'articule avec l'humérus ; la circonférence de cette tête entre latéralement dans une fossette articulaire du bord externe de l'apophyse coronoïde. La tête inférieure du radius est plus large ; elle présente une facette qui s'appuie aussi sur le bord externe de l'extrémité inférieure du cubitus. Le radius tourne autour du cubitus au moyen des deux facettes par lesquelles il s'articule avec lui ; dans ce mouvement il entraîne la main, car il s'articule avec plusieurs des os du carpe auxquels sont liés matériellement les autres os de la main ; aussi, lorsque le bras est étendu, si la paume de la main regarde en avant, le radius est au bord externe de l'avant-bras ; le radius est au bord interne si la paume de la main regarde en arrière.

La main se compose du carpe, du métacarpe et des doigts. Le carpe se compose de huit os disposés en deux rangées. La première est articulée avec le radius et le cubitus. Ce sont des os petits et de forme très différente. Entre le carpe et les doigts se trouve le métacarpe constitué par 5 os qui s'articulent avec les doigts. Le mouvement des os métacarpiens est obscur. Celui qui porte le pouce se meut seul relativement aux autres. Les doigts sont au nombre de cinq ; chacun a trois phalanges, excepté le pouce qui n'en a que deux. La première phalange est la plus longue ; la troisième qui porte l'ongle est la plus petite.

Les membres inférieurs ont pour éléments le bassin, la cuisse, la jambe, le pied. Le bassin correspond à l'épaule, la cuisse au bras, la jambe à l'avant-bras, le pied à la main.

Le bassin est formé de deux os, appelés iliaques, qui se réunissent entre eux en avant, et qui, en arrière, s'articulent avec les vertèbres appelées sacrées, et soudées en un os appelé le sacrum. L'os iliaque, ou os des iles, ou os de la hanche, est plat, recourbé sur lui-même ; il offre à sa face externe et à la partie inférieure de cette face une cavité profonde, la cavité cotyloïde, qui reçoit la tête du fémur. L'os des iles résulte de la soudure de l'os des iles proprement dit qui représente l'omoplate avec deux autres os, l'ischion et le pubis. Les deux os des iles, en s'articulant ensemble, forment la symphyse putienne : on nomme symphyses d articulations très peu mobiles, par des surfaces presq planes.

L'os de la cuisse est le fémur; son extrémité supérieu se termine par une éminence renflée, offrant à peu près trois quarts d'une sphère; c'est la tête du fémur reliée corps par une partie rétrécie, le col. Le corps de l'os presque arrondi dans toute sa longueur; sa partie supérieu montre encore deux apophyses : le grand trochanter, situé dehors et un peu en arrière de la tête, et le petit trochant situé en dedans. L'extrémité inférieure du fémur est apla d'avant en arrière et plus large que le corps de l'os. E émet deux éminences qui ont toutes deux une facette artic laire correspondante à celle du tibia sur lequel le fémur pose. Les deux condyles ou éminences dont nous parlons fo ment en avant une poulie qui s'articule avec la rotule. rotule est un petit os articulé avec le fémur. Elle s'oppose mouvement de la jambe sur la cuisse comme l'apophy olécrâne à celui du bras sur l'avant-bras, si ce n'est que sens où la rotule arrête la jambe et celui dans lequel l'apophy olécrâne arrête l'avant-bras sont inverses l'un de l'aut comme le sont les mouvements de flexion et d'extension d deux membres.

La jambe renferme deux os, le tibia qui est le plus volum neux, et le péroné. Le péroné est grêle, et à la partie exter de la jambe il s'articule avec le tibia et l'astragale, un d os du pied. Le tibia s'articule avec le fémur, comme péroné avec l'astragale. Ce dernier os appartient au tars qui est pour le pied ce que le carpe est pour la main. tarse est composé de sept os, disposés sur deux rangées : rangée postérieure comprend l'astragale et le calcanéum; premier situé entre le tibia et le péroné en haut, le calc néum en bas; celui-ci est à l'arrière du tarse; c'est l'os talon. En avant de l'astragale, sur la deuxième rangée, est scaphoïde. La deuxième rangée est complétée par de peti os qui s'articulent avec les métatarsiens. Les métatarsie sont des os longs, au nombre de cinq, que suivent l doigts du pied, nommés orteils, beaucoup plus courts q les doigts de la main; ce qui s'explique par la différence d rôles que doivent jouer les deux extrémités : les pieds, se vant à la station, doivent offrir surtout une base solide corps; les mains, au contraire, étant pour l'homme l'instr ment qui réalise les plus brillantes conceptions de son espr doivent se prêter avec la plus grande souplesse à tous les mouvements qu'il veut exécuter. Aussi les secondes phalanges des orteils sont beaucoup plus petites que celles des doigts, et les troisièmes sont plus larges.

Un os qui fait encore partie du squelette, et dont j'ai omis à dessein de parler, est l'os hyoïde, situé à la partie antérieure et supérieure du cou, à la base de la langue. On y remarque un corps, et des parties latérales, les grandes cornes, qui donnent attache à des muscles dont les uns vont à la langue et les autres au larynx, et les petites cornes qui le relient au crâne par un ligament.

Je ne puis terminer cette esquisse rapide du squelette humain, sans dire que les os sont entourés d'une membrane, le périoste, et sans rappeler, à ce sujet, que les recherches récentes de M. Flourens, ont démontré d'une manière incontestable ce fait important, aperçu par Duhamel, que l'os s'accroît de dehors en dedans, et que, le périoste intact, l'os peut être renouvelé.

II

DES MUSCLES ET DU SYSTÈME MUSCULAIRE.

Les muscles sont les organes du mouvement; mais ils ne se produisent que sous l'action interne des nerfs ou sous l'influence de certains agents extérieurs qu'on nomme *irritants*. Ils sont composés de fibres dont le caractère essentiel est d'être contractiles, c'est-à-dire de se contracter, de se raccourcir dans les circonstances que je viens d'indiquer. Les muscles constituent ce qu'on appelle la *chair* dans l'homme et dans les animaux. Il n'est point de fibre charnue qui ne reçoive un filet nerveux, et l'obéissance de la fibre cesse dès que la communication de ce filet avec le reste du système nerveux est interrompue.

On peut diviser les muscles en deux systèmes, suivant qu'ils sont soumis à l'empire de la volonté, ou que leurs mouvements s'exécutent à notre insu. Le premier système est celui de la vie animale, et le second, celui de la vie purement organique.

Les muscles volontaires ou de la vie animale sont, en gé-

3

néral, formés d'une partie épaisse, molle et rouge, qu'on pelle la chair ou le *corps* du muscle, et d'une autre partie est blanche, d'un tissu plus ferme et plus serré, et qui t mine le muscle et l'attache à ses points d'appui. Ces ter naisons des muscles sont appelées *tendons* ou aponévros suivant qu'elles s'allongent en une sorte de cordon, ou qu'e sont larges, minces, et, pour ainsi dire, étalées.

La portion charnue des muscles résulte d'un assembl de faisceaux; quant à la direction des fibres apparentes, peut être perpendiculaire, oblique ou transversale par r port à l'axe du corps; longitudinale ou courbe, par rapp au muscle lui-même.

La force des muscles dépend du nombre et de la direct de leurs fibres; l'étendue de leurs mouvements dépend contraire de la longueur de ces mêmes fibres. La force to d'un muscle est la somme des forces de ses fibres, et effet réel dépend de son mode d'insertion, c'est-à-dire d manière dont il est disposé par rapport à l'os ou à l'org qu'il doit mouvoir.

On distingue différentes espèces de muscles d'après l composition, leur forme, leur direction, leurs usages. Ai premièrement, les muscles sont *simples*, lorsque la disposit de leurs fibres est uniforme, ou *composés*, lorsqu'ils résult de l'assemblage de plusieurs faisceaux simples réunis à un t don commun. Quant à la forme de chaque partie charn on distingue des muscles carrés, trapézoïdes, romboïdes, e des muscles *gros*, des muscles *grêles*, *longs*, *courts*. Quan la direction des fibres, on distingue des muscles *plats*, *v trus*, *droits*, *transverses* ou *obliques*, *orbiculaires* ou *annu res*. Ces derniers sont désignés spécialement sous le nom *sphincters*. Considérés au point de vue de leurs usages, muscles sont dits *fléchisseurs*, *extenseurs*, *rotateurs*, *abd teurs*, *adducteurs*, etc. Lorsqu'une partie est mobile en pl sieurs sens, il y a des muscles pour chaque sens de mouv ment, et des muscles particuliers pour les mouveme contraires. On nomme muscles *concurrents* ceux qui, s'att chant à la même partie, tendent à la mouvoir dans le mê sens, et muscles antagonistes ceux qui produisent des mou ments opposés.

Les muscles de la vie organique diffèrent à plusie égards de ceux de la vie animale. D'abord il n'en est auc qui ait reçu un nom particulier, parce qu'aucun n'existe is lément; d'où il suit qu'on ne peut les désigner que par nom de l'organe qu'ils concourent à former. Ensuite, ils sont peu nombreux, et répandus sur le cœur, l'œsophage, l'estomac, le canal intestinal, la vessie, la matrice.

En général minces, plats et d'apparence membraneuse, à l'exception du cœur et de la matrice, ces muscles ont une direction assez difficile à déterminer; cependant on peut dire qu'ils se moulent sur la forme des organes. Leur couleur varie du rouge au blanc.

Les muscles sont généralement disposés par paires, les uns occupant le côté droit du corps, les autres le côté gauche. Les principaux muscles impairs sont le *diaphragme* et les *sphincters*. Le diaphragme est un large plan musculaire qui sépare horizontalement la cavité de la poitrine de celle du ventre. De tous les muscles dont l'action concourt aux mouvements de la respiration, le diaphragme est le plus essentiel; il sert aussi à seconder les muscles abdominaux dans leurs efforts pour l'expulsion des matières fécales et de l'urine. Les sphincters sont, comme nous l'avons vu plus haut, des muscles de forme annulaire. Ils ont pour usage de fermer ou de resserrer les conduits naturels. Tels sont les sphincters de l'anus, l'orbiculaire des lèvres et celui des paupières.

Il ne saurait entrer dans notre plan de donner la nomenclature et la description de tous les muscles du corps humain; ces muscles sont au nombre de plus de deux cents pour chaque côté du corps, et leurs noms fatigueraient inutilement l'esprit du lecteur. Il me semble préférable de terminer ce chapitre en jetant un coup d'œil sur nos principaux mouvements volontaires, à savoir : la *marche*, le *saut*, la *course*, la *natation* et les mouvements des membres supérieurs.

La marche est notre mode de progression ordinaire. Elle s'exécute de la manière suivante : tout le corps se porte sur une des jambes, qui reste immobile pour lui fournir un point d'appui; tandis que le pied de l'autre se détache du sol par la flexion successive des articulations de tout le membre, la masse se plie sur le bassin, la jambe sur la cuisse et le pied sur la jambe; mais la flexion de la cuisse sur le bassin ne peut avoir lieu sans porter en avant le genou, ainsi que tout le membre; alors tous les muscles qui avaient concouru à cette élévation totale du membre se relâchent, la tête et le corps entier s'inclinent en avant; la ligne verticale qui passe par le centre de gravité du corps abandonne le membre fixe, pour se porter sur celui qui vient d'agir et qui servir maintenant de point d'appui à tout le corps, penda que l'autre membre exécutera un mécanisme semblable. L bras se meuvent dans la marche, mais dans un sens oppo à celui des membres inférieurs; ils font l'office de balancie et maintiennent ainsi l'équilibre en corrigeant les oscill tions.

Le mécanisme du saut repose entièrement sur la flexi préalable de toutes les articulations, et sur leur extension s bite. Les parties qui agissent le plus dans le saut sont l jambes; c'est là, en effet, que le poids à soulever est le pl considérable. La course ou, comme on dit, l'*élan* augmen beaucoup l'étendue du saut, parce que le corps profite alo de la vitesse qu'il vient déjà d'acquérir. L'élasticité du s produit un effet semblable.

La course résulte de la combinaison de la marche et d saut. Il est très peu d'animaux plus favorablement construi que l'homme pour la course. Les coureurs respirent avec u grande célérité, rejettent en arrière la tête et les épaule n'appuient sur le sol que l'extrémité des pieds, et balance leurs bras de manière à les tenir dans une opposition con tante avec leurs jambes.

La nage consiste dans l'action de frapper l'eau plus vi qu'elle ne peut fuir, afin qu'elle fournisse au corps une rési tance suffisante pour le soutenir ou pour permettre son dé placement. Il suit de là que, plus le nombre des points pa lesquels le nageur touchera l'eau sera considérable, plus résistance de ce liquide sera grande, parce qu'elle est tou jours en raison de la masse d'eau qu'on déplace.

A ces mouvements généraux, il faut en joindre quelques uns de particuliers. Tels sont ceux de la tête et ceux de face, dont la connaissance est si utile pour le peintre et pou le médecin. Les mouvements des membres supérieurs so remarquables par leur variété et par la facilité avec laquel ils s'effectuent. Les bras jouissent, en effet, d'une extrêm mobilité, unie à une solidité assez grande. Les os qui les fo ment représentent toujours des leviers du troisième genre qui ne sont pas moins favorables à la rapidité des mouve ments qu'à leur étendue.

Les mouvements du tronc se combinent avec ceux de membres pour effectuer l'action de pousser; dans ce cas une extrémité du levier, représentée par les pieds, est fixé sur le sol où se trouve le point d'appui; la puissance est dan ıs les muscles; la résistance est dans le corps à déplacer. Je ne dirai rien de l'attitude assise, de la station debout et coucher. Je ferai seulement remarquer que l'habitude s générale de se coucher sur le côté droit tient à ce que, ıs la même situation à gauche, la digestion est gênée : le e alors se déplaçant et pesant sur l'estomac.

III

FONCTIONS DE RELATION. — SYSTÈME NERVEUX.

Le système nerveux comprend : l'*encéphale*, la *moelle épi-ère*, et les cordons appelés *nerfs*.

L'encéphale, ainsi nommé (du grec ἐν *dans* et κεφαλή, *tête*) rce qu'il est logé dans les grandes cavités formées par os de la tête, se subdivise lui-même en trois parties dis-ctes, qui sont le *cerveau*, le *cervelet* et la *moelle allongée*.

Le *cerveau* est le siége et l'organe des instincts, des fa-ltés intellectuelles, des volitions et des sensations. Il :upe toute la région antérieure et la plus grande partie de région postérieure de la cavité crânienne. Considéré à sa e supérieure, il se présente sous une forme ovulaire, et divise selon son grand diamètre, d'avant en arrière, en ıx parties égales qu'on a nommées à tort *hémisphères*, qu'il vaut mieux appeler *lobes cérébraux*. La base du sillon ofond qui les sépare est le *corps calleux*, lame mince for-e par la réunion des deux lobes à leur partie inférieure. surface des lobes présente un grand nombre d'éminences pelées *circonvolutions*, séparées les unes des autres par des foncements sinueux ou *anfractuosités*. Chacun d'eux est outre creusé, sur son côté extérieur, d'une cavité à la-elle on a donné le nom de ventricule latéral.

La masse nerveuse qui compose le cerveau est formée de ıx substances, l'une grise, l'autre blanche. La grise occupe :sque entièrement l'extérieur du cerveau; la blanche est s généralement placée à l'intérieur. Le cerveau est revêtu trois enveloppes, savoir : la *pie-mère*, qui n'est autre ose qu'un tissu ou lacis résultant de l'entrecroisement des sseaux capillaires; l'*arachnoïde*, membrane séreuse qui

recouvre et lubréfie toute sa surface, sans néanmoins s
foncer dans ses anfractuosités, comme la pie-mère;
dure-mère, qui est la plus extérieure et, d'une part, s'appl
immédiatement aux parois osseuses du crâne; d'autre
se réfléchit sur l'arachnoïde et s'enfonce dans les replis
forment les deux hémisphères du cerveau et du cervel
dans tous les intervalles que laissent entre elles toute
parties de l'encéphale.

J'ai dit que le cerveau est le siége et l'organe de toute
facultés animiques. Il est bien démontré aujourd'hui q
développement de l'intelligence dans l'homme et dan
animaux est en raison exacte du volume et du poids d
masse cérébrale, et aussi du nombre des circonvoluti
Tous les physiologistes sont aujourd'hui d'accord su
point important. A mesure que l'on descend l'échelle
male, on voit la masse cérébrale et le nombre des circon
lutions diminuer sensiblement jusqu'à ce qu'on arrive
animaux les plus stupides — les poissons, — chez lesquel
ne sait pas bien quel est l'organe qu'il faut considérer co
le cerveau. Le cerveau humain est beaucoup plus v
mineux et plus riche en circonvolutions que celui d'a
autre animal; c'est aussi celui dont la partie antérieur
la plus développée, ce qui est un signe non douteux
prédominance des facultés intellectuelles sur les instinc
les appétits brutaux. Mais l'espèce humaine offre aussi
égard des différences notables, suivant qu'on examine l
céphale d'un individu de race supérieure ou inférieur
d'un homme ou d'une femme, d'une personne qui a d
pendant sa vie des preuves de haute capacité, ou d'une
sonne qui n'a montré que de l'ineptie; et toujours ces
férences accusent nettement des degrés correspondan
supériorité ou d'infériorité intellectuelle.

En arrière et un peu au-dessous du cerveau se trou
cervelet, qui est, comme son nom l'indique, un diminut
cerveau, et dont la fonction est de pourvoir à la coordin
des mouvements volontaires. Le cervelet est formé, co
le cerveau, de deux lobes; mais ces lobes sont moins a
rents à l'extérieur, parce qu'ils ne sont pas séparés pa
sillon profond, comme les lobes cérébraux. A l'extérie
cervelet présente un assemblage de lames grises, épa
de quatre millimètres, placées de champ. Mais, si l'on c
cet organe transversalement, on voit que la substance
dullaire qui le constitue forme deux centres, dont la dis

on, assez semblable à celle du tronc et des branches d'un
bre, a donné lieu à la dénomination d'*arbre de vie*.

La *moelle allongée*, qu'on trouve immédiatement au-dessous
u cervelet, n'est autre chose que le prolongement de la
oelle épinière pénétrant dans la cavité crânienne où elle
urnit plusieurs faisceaux parallèles, dont deux sont anté-
eurs, deux postérieurs et deux moyens. Les faisceaux an-
rieurs, appelés *pyramides*, après s'être entre-croisés, s'épa-
ouissent en rayonnant et vont former les deux hémisphères
érébraux. Les faisceaux moyens se prolongent un peu et
ont former quatre tubercules qu'on a désignés sous le nom
e *quadri-jumeaux*. Ces tubercules sont séparés par deux
illons en forme de croix, à l'entrecroisement desquels cor-
espond la *glande pinéale*, petit corps grisâtre dont Descartes
vait fait le siége de l'âme. La moelle épinière est formée,
omme le cerveau, de deux substances grise et blanche :
elle-ci extérieure, celle-là intérieure. Sa fonction est de
onner le mouvement et la sensibilité au tronc et aux mem-
res, et principalement aux muscles qui mettent en jeu les
rganes de la respiration.

La *moelle épinière* occupe toute la longueur du canal ver-
ébral depuis la tête jusqu'au bassin. Elle a la forme d'un
gros cordon cylindroïde, divisé suivant sa longueur en deux
moitiés donnant naissance, par des renflements parallèles,
à un grand nombre de paires de nerfs qui vont se distribuer dans les muscles. Son extrémité inférieure se termine
par un renflement ovalaire, qui va se cacher, en s'amincis-
sant, au milieu des nerfs nombreux qu'elle fournit pour les
régions des lombes et pour la partie postérieure du bassin.

Les *nerfs* sont des cordons blanchâtres formés de filaments
médullaires, tenant par une extrémité aux centres nerveux,
et par l'autre aux organes. Dans leur trajet, ils sont placés
selon le sens de la flexion. Leur forme est en général cylin-
drique. Ils sont d'abord volumineux, diminuent peu à peu
de grosseur et deviennent enfin capillaires, c'est-à-dire fins
comme des cheveux.

Les nerfs, en se réunissant, s'accolent, forment des sortes
de réseaux appelés *plexus*. Ils présentent, en outre, dans leur
trajet, un grand nombre de renflements appelés ganglions.
Parvenus dans les organes, ils s'y terminent d'une manière
variable. C'est dans les organes des sens qu'on rencontre le
plus de nerfs et les plus gros. La vision et l'audition s'opè-
rent au moyen d'épanouissements membraneux, entièrement

formés de substance nerveuse. Après les sens viennen peau, où le nombre des nerfs est considérable, surtout mains et aux lèvres; les membranes muqueuses, les mus extérieurs, puis les intérieurs; les artères, les veines, où sont plus rares; enfin les vaisseaux lymphatiques, où l existence n'est pas bien démontrée.

La sensibilité est développée dans les nerfs à un si h degré, que leur irritation produit des douleurs atroces détermine des contractions convulsives dans les musc Leur rôle étant de transmettre les sensations et les mou ments, on a cherché s'il n'existait pas des nerfs particuli pour chacune de ces actions. On n'a pas tardé à reconnaî qu'il existe effectivement des nerfs *sensoriaux* et des ne *moteurs* et d'autres mixtes, comme tous ceux de la moe épinière, qui se distribuent en même temps à la peau et a muscles. Ces derniers présentent une racine postérieure *s soriale*, et une racine antérieure *motrice*. Les nerfs part du cerveau, de la moelle allongée et de la moelle épiniè symétriquement, par paires et vis-à-vis les uns des autres, vont se distribuer aux parties semblables, les uns à droi les autres à gauche. Ils sont recouverts, à leur origine, p la *pie-mère*, et à la sortie du crâne et du canal vertébral p la *dure-mère*, qui les accompagne jusque vers leur termin son, où ils sont mous et pulpeux.

La compression, la ligature, la section d'un nerf entr nent la paralysie ou la perte du mouvement et du sentime dans les parties qui reçoivent leurs branches nerveuses la portion de ce nerf située au-dessous du point comprim ligaturé ou coupé.

IV

FONCTIONS DE RELATION. — ORGANES DES SENS.

On sait que les sens, au moyen desquels l'homme con naît la présence, la forme et les propriétés des objets qu l'environnent, sont au nombre de cinq, savoir : le *toucher* l'*odorat*, le *goût*, l'*ouïe* et la *vue*. Nous allons passer en re vue les organes propres à chacun de ces sens. Nous décri rons ensuite celui de la voix qui est l'instrument principa dont l'homme se sert pour communiquer, non-seulement à ses semblables, mais aussi aux animaux qui vivent près de lui, ses sensations, ses pensées et ses volontés.

Du toucher et de la peau. Le corps est entièrement enveloppé à l'extérieur d'une membrane générale qu'on nomme la *peau.* Le toucher réside dans la peau, et c'est particulièrement le tissu papillaire qui est l'organe de ce sens et le siége des sensations qu'il nous procure. Ces sensations sont celles de la résistance et de l'impénétrabilité des corps, de leur consistance, de leur température, de leur forme, de leur extérieur dur ou mou, rugueux ou uni, de leur solidité ou de leur fluidité, etc. Mais il s'en faut de beaucoup que toutes les parties de notre peau soient également aptes à percevoir ces propriétés, et il faut distinguer deux sortes de toucher : le toucher passif qui appartient à toute la surface cutanée, et le toucher actif ou tact, qui a exclusivement son siége sur la surface inférieure de la main, et surtout à l'extrémité des doigts.

Le toucher passif ou général a pour but de nous avertir des chocs ou de la pression des objets extérieurs. Le tact ou toucher proprement dit nous permet de saisir, de palper les corps et d'en constater la forme ou les propriétés physiques jusque dans leurs moindres détails et leurs nuances les plus délicates.

Pour bien se rendre compte de la manière dont fonctionne l'organe du toucher, il est nécessaire de donner d'abord une idée de la constitution de la peau.

Les parties essentielles qui composent la peau sont, en allant de l'intérieur à l'extérieur :

La couche musculaire ou le *muscle peaussier;* ce muscle, formé d'une couche mince de fibres charnues, est destiné à mouvoir la peau; il n'existe donc que là où il doit y avoir mouvement : c'est-à-dire que chez l'homme il se réduit à presque rien;

Le *derme*, qui est la partie la plus épaisse et la plus résistante de la peau, et jouit en même temps d'une grande extensibilité; il se compose d'un tissu cellulaire, en quelque sorte feutré, c'est-à-dire formé de fibres gélatineuses qui se croisent en tous sens; il donne passage aux vaisseaux et aux nerfs cutanés, qui sont très ténus et très nombreux;

Le *tissu vasculaire* avec le *pigmentum* (matière colorante de la peau). Ces deux parties, réunies avec le tissu cellulaire, composent une sorte de réseau mou qu'on appelle le corps musqueux et qui donne naissance aux poils et aux ongles. Le réseau vasculaire est en général très mince, et formé des dernières extrémités des vaisseaux artériels veineux et lymphatiques, qui ont traversé le derme pour venir ramper à sa surface;

Le *tissu papillaire* ou nerveux qui vient ensuite, n'est pas une couche membraneuse distincte, mais une surface produite par le rapprochement d'une infinité de petits mamelons, ou de papilles plus ou moins saillantes, que l'on croit formées par les dernières extrémités des nerfs cutanés. C'est principalement dans ces papilles que réside le sens du toucher. Aussi sont-elles beaucoup plus nombreuses et plus développées dans la paume de la main et à l'extrémité des doigts que dans aucune autre partie du corps;

Enfin *l'épiderme* ou *surpeau* est la couche la plus superficielle. Il est transparent, insensible et préserve les nerfs du contact immédiat du milieu ambiant et des corps que nous touchons. L'épiderme est considéré comme une sorte d'excrétion de matière cornée et desséchée.

La peau n'est pas seulement un organe protecteur et le siége du tact, c'est elle encore qui secrète la transpiration, et c'est aussi un organe d'absorption.

De l'odorat. Cet organe est compliqué. Il réside dans deux cavités creusées dans l'épaisseur de la face, et dont les dimensions se trouvent encore augmentées par la saillie que forme le nez. Ces cavités s'appellent les *fosses nasales*. La *membrane pituitaire* qui les tapisse s'applique sur tous les feuillets osseux de l'intérieur du nez. Elle est pourvue d'un grand nombre de papilles nerveuses qui reçoivent l'impression des particules subtiles émanées des corps odorants. Cette impression est transmise au cerveau par les nerfs *olfactifs*. La perfection de l'odorat coïncide toujours avec le plus grand développement des cavités nasales et des sinus qui en dépendent. La perception des odeurs a lieu dans la partie supérieure de ces cavités.

Du goût. Ce sens se rapproche beaucoup de celui de l'odorat: seulement, comme le toucher, il ne s'exerce que par le contact immédiat des corps avec l'organe gustatif. De plus il est nécessaire, pour qu'un corps soit sapide, qu'il se dissolve, en si faible proportion que ce soit, dans la salive qui humecte constament l'intérieur de la bouche. Le goût a pour siége la langue. La face supérieure de celle-ci est revêtue par la membrane muqueuse et présente une multitude de petites aspérités qui ne sont autre chose que les papilles nerveuses destinées à recevoir la sensation de la saveur pour la transmettre au cerveau par le moyen du nerf *lingual*.

De l'ouïe. L'organe de l'audition ou de l'ouïe est l'*oreille*, qui se divise en trois parties : l'oreille *externe*, l'oreille *moyenne* et l'oreille *interne*.

L'oreille externe comprend le *pavillon*, appendice cartilagineux en forme de coquille, qui est appliqué sur chaque côté de la tête entre la tempe et l'articulation des os maxillaires, et le *conduit auditif*, qui est destiné à recevoir les ondes sonores et à les transmettre intégralement au nerf qui doit en éprouver l'impression. Ce canal est recourbé, plus large à ses extrémités qu'à son milieu, et long de 20 à 25 millimètres.

L'oreille moyenne ou caisse du tympan communique avec l'arrière-bouche par un conduit nommé *trompe d'Eustache*. C'est une sorte de sac formé par la membrane muqueuse de la cavité buccale. Cette caisse membraneuse contient une chaîne de quatre petits osselets qu'on a désignés sous les noms de *marteau*, *enclume*, *os lenticulaire* et *étrier*. Elle est séparée du conduit auditif par une membrane appelée *tympan*, parce qu'elle joue le rôle de la peau d'un tambour. Le tympan, en effet, reçoit immédiatement les vibrations de l'air et les transmet à l'organe formé par l'*oreille interne*.

Celle-ci, appelée aussi le *labyrinthe*, renferme le *nerf acoustique*; sa structure, comme celle des autres parties de l'organe, est très compliquée, et sa description m'entraînerait dans de trop longs détails.

Le sens de l'ouïe est très délicat, il se perfectionne par l'usage, comme on le voit chez les musiciens ; mais les bruits trop violents l'affaiblissent ou le détruisent. Il est d'ailleurs sujet à bien des causes d'altération par suite de maladies, d'accidents ou d'infirmités, et il s'oblitère toujours par l'âge, de telle sorte qu'il est très peu de vieillards qui ne soient atteints d'une surdité plus ou moins complète.

De la vue. La sensation de la vue est produite en nous par les rayons lumineux, plus ou moins intenses et diversement colorés, qui partent des différents points d'un objet extérieur et qui viennent frapper notre œil. L'œil est un appareil sphéroïde, un globe logé dans une cavité osseuse qu'on nomme l'*orbite*, et protégé par différentes parties accessoires, notamment par les sourcils, les paupières et les cils. Sa surface est constamment humectée et lubrifiée par un liquide que secrètent les *glandes lacrymales*, et qui permet aux paupières de glisser sur sa partie antérieure avec une extrême facilité. L'œil communique postérieurement avec le cerveau par le *nerf optique*. Trois membranes concourent à sa formation : la plus extérieure porte le nom de *sclérotique*; elle est opaque dans toute son étendue, sauf à la partie antérieure où elle devient diaphane et très proéminente, pour former la *cornée transparente*. Au-dessous, on rencontre la *choroïde*, membrane enduite d'une matière noire, le *pigmentum*, qui sert à éteindre les rayons lumineux. Son prolongement antérieur forme l'*iris*, espèce de diaphragme coloré et percé en son centre d'un petit trou qu'on nomme la *pupille*.

L'œil est tapissé d'une membrane appelée *rétine*, qui n'est autre chose que l'épanouissement du nerf optique. Enfin, derrière l'*iris* on rencontre le *cristallin*, corps diaphane de la forme d'une lentille bi-convexe, qui divise l'œil en deux chambres : l'une antérieure, remplie d'un liquide réfringent qu'on nomme *humeur aqueuse;* l'autre postérieure, remplie d'un autre liquide qu'on nomme *humeur vitrée*.

Les rayons lumineux qui tombent sur la surface de la cornée transparente pénètrent au sein de l'humeur aqueuse, où ils éprouvent un commencement de convergence, entrent par l'ouverture de la pupille, sont réfractés par le cristallin, éprouvent une dernière réfraction dans l'humeur vitrée, et viennent définitivement se concentrer en un même point situé sur la rétine. De même que dans l'appareil bien connu sous le nom de *chambre obscure*, l'image qui se produit sur la rétine est renversée, ce qui ne nous empêche point de voir les objets dans leur ordre réel, puisque, tous se peignant sur la rétine de la même manière, leurs positions relatives ne sont point changées.

Organe de la voix. L'appareil vocal consiste en un seul organe, le *larynx*, renflement cartilagineux de la trachée-artère dont je parlerai tout à l'heure, et qui fait partie du système respiratoire. Le larynx est formé de quatre cartilages : le *cricoïde*, situé à la partie inféro-postérieure, immédiatement au-dessus du premier anneau de la trachée ; le *thyroïde*, situé en avant, où il présente la saillie qu'on nomme vulgairement la *pomme d'Adam*; et les deux *aryténoïdes*, situés au-dessus du cricoïde, sur lequel ils s'appuient. De la base des aryténoïdes partent deux ligaments qui vont s'insérer au milieu de l'angle rentrant du thyroïde. Ces deux ligaments sont les *cordes vocales*. L'intervalle qui les sépare s'appelle la glotte; les bords de cette sorte de fente sont les *lèvres de la glotte*.

Le larynx présente une cavité spacieuse, dont l'orifice supérieur est muni d'une sorte de soupape qu'on nomme l'*épiglotte*, et qui est destinée à en fermer l'accès aux aliments et aux liquides introduits dans la bouche. En effet, lorsqu'on *avale*, l'épiglotte s'abaisse, s'applique sur l'orifice du larynx et le ferme hermétiquement ; elle s'élève au contraire lorsqu'on respire, pour livrer passage à l'air.

Il est démontré que la voix se forme dans le larynx, et qu'elle est due au passage de l'air dans la glotte, dont il fait vibrer les lèvres. L'opinion accréditée aujourd'hui est que le larynx représente une anche à double lame, dont les sons sont d'autant plus aigus que les lames sont plus raccourcies, et d'autant plus graves qu'elles s'allongent davantage.

Mais le mécanisme de la voix n'est pas borné au larynx ; il est secondé par le tuyau vocal, qui est l'espace compris entre la glotte et l'épiglotte, et auquel il faut ajouter une grande partie du pharynx, ou arrière-bouche, puis tantôt la bouche elle-même, tantôt les cavités nasales, et quelquefois ces deux cavités réunies. Quant à la parole ou voix articulée, elle se produit par l'action combinée des mouvements de la langue et des lèvres, et des organes que je viens d'indiquer.

V

FONCTIONS DE NUTRITION.

Les fonctions générales de nutrition se subdivisent en trois grands phénomènes, à chacun desquels est affecté un appareil ou système d'organes particuliers. Ces phénomènes sont : 1° la nutrition proprement dite ou *digestion ;* — 2° la *respiration ;* — 3° la *circulation*.

I. *Digestion*. — La digestion est un phénomène par lequel les animaux absorbent certaines substances appelées aliments, et destinées à fournir à leur organisme des matériaux propres à son développement et à la réparation des pertes qu'il éprouve incessamment. Chez l'homme ce phénomène comprend plusieurs fonctions essentielles et nécessaires que je vais indiquer en décrivant successivement les organes l'aide desquels elles s'effectuent.

Ces fonctions sont : la *préhension*, la *mastication*, *l'insal vation*, la *déglutition*, la *chymification* et la *chylification*.

La *préhension* est l'action de prendre les aliments et de le porter à la bouche, ce qui s'opère au moyen des mains.

L'aliment, une fois introduit dans la bouche, est *mâch* (*mastication*), c'est-à-dire trituré avec les dents, et en mêm temps humecté avec un liquide particulier, la *salive*, qu sécrètent des glandes spéciales appelées *glandes salivaire* par l'action de la langue et des joues, il est pétri en une boul molle et onctueuse qui constitue le *bol alimentaire*. La *dé glutition* est l'action d'avaler le bol alimentaire, c'est-à-dir de le faire passer de la bouche dans le *pharynx* ou arrière bouche, et de là dans le *tube digestif*. La langue se soulèv et, par un mouvement d'avant en arrière, pousse le bol ali mentaire dans le pharynx ; le *voile du palais*, membran musculeuse qui sépare la bouche de l'arrière-bouche, se sou lève et laisse passer le bol, en même temps que l'épiglott s'abaisse pour fermer l'orifice du larynx ; et les contraction des parois du pharynx obligent le bol à entrer dans l'*œsophage*. Cet organe est un tube vertical musculo-membraneux, situé derrière la trachée-artère contre laquelle il es appliqué ; son orifice inférieur, appelé *cardia*, débouche dan l'estomac. Par des dilatations et des contractions successive s'opérant de haut en bas, l'œsophage fait descendre jusqu'au cardia le bol alimentaire, qui tombe dans l'estomac.

L'estomac est une sorte de sac placé vers la gauche, en travers, au-dessous du diaphragme. Il offre d'un côté une grande convexité, et à l'opposite une petite concavité. C'es dans l'estomac que s'opère la *première digestion* ou *chymification*, c'est-à-dire la conversion des aliments en une bouilli homogène et grisâtre appelée *chyme*. Ce phénomène, qu modifie la composition chimique des aliments, est dû à l'action des sucs *gastriques* sécrétés par les parois de l'estomac. Pendant l'acte de la digestion, l'estomac et le reste du tube digestif sont animés d'un mouvement particulier qu'on nomme péristaltique et qui pousse incessamment la pâte alimentaire de haut en bas. Grâce à ce mouvement, la pâte chymeuse sort de l'estomac par le *pylore*, orifice qui communique avec le *duodenum*. Le duodenum est le premier des intestins proprement dits. On l'appelle ainsi parce que sa longueur est de douze travers de doigt. C'est une sorte de second estomac, où s'opère la *seconde digestion* ou *chylification*. Il est remarquable par les villosités dont ses parois internes sont hérissées. En outre des trous qui s'ouvrent d'une part sur l'estomac, d'autre part sur l'*intestin grêle*, on y remarque deux autres orifices par lesquels arrivent dans le duodenum les sucs destinés à la chylification. Ces sucs sont la *bile* et le suc *pancréatique*.

La bile est un liquide verdâtre, d'une amertume extrême, que sécrète le *foie*, et qui est tenu en réserve dans une petite poche appelée la *vésicule biliaire*. Cette poche est le même organe que, dans les animaux de boucherie et de basse-cour, on nomme vulgairement l'*amer*.

Le foie, la plus considérable de toutes les glandes du corps, est situé dans l'*hypocondre* droit, qu'il remplit tout entier, et dans la partie droite de l'épigastre, au-dessous du diaphragme, au-dessus de l'estomac, derrière la paroi antérieure de l'abdomen. (Les hypocondres sont les deux régions supérieures et latérales de l'abdomen ou ventre, sous les fausses côtes.) La vésicule biliaire est située dans un enfoncement de la surface inférieure du foie. Dans la chylification, elle se vide entièrement.

Le suc pancréatique est sécrété par le *pancréas*. Celui-ci ressemble beaucoup aux glandes salivaires. Sa forme est très allongée; il est situé transversalement, à la partie supérieure et contre la paroi postérieure de la cavité abdominale, derrière l'estomac et à droite de la *rate*.

La nature intime de l'action par laquelle la bile et le suc pancréatique transforment le chyme en chyle est inconnue. On sait seulement qu'elle consiste à séparer les parties nutritives de celles qui doivent être rejetées comme impropres à l'alimentation.

Du duodenum, le chyle passe dans l'intestin grêle, qui comprend le *jejunum* et l'*iléon*. Ce dernier vient se terminer au *cæcum*. Dans l'intérieur de ces deux parties de l'intestin grêle s'ouvrent les innombrables bouches des vaisseaux absorbants dits vaisseaux *lactés*, qui y puisent le chyle et le versent dans les vaisseaux *lymphatiques*, lesquels, à leur tour, le portent aux vaisseaux sanguins.

Le cæcum est une troisième poche où les aliments, épuisés de leurs parties nutritives dans le trajet qu'ils viennent de parcourir, deviennent *matières fécales*. Ces matières passent alors dans le *gros intestin*, composé du *côlon* et du *rec-*

tum, qui aboutit à l'*anus*, par où elles sont expulsées. Da l'état normal, les excréments solides seuls suivent cette voi Les liquides qui ne doivent pas servir à la nutrition so expulsés sous forme d'*urine*. L'urine est sécrétée par l *reins* (vulgairement appelés *rognons* dans les animaux c boucherie); elle passe de là dans la *vessie*, d'où elle e chassée par le canal de l'*urètre*.

J'ai omis de mentionner, parmi les diverses parties c l'appareil digestif, la *rate*, viscère en forme de harico long d'environ huit centimètres, placé dans le flanc gauch contre la grosse extrémité de l'estomac, et dont les usage ne sont pas bien déterminés.

II. *Respiration*. — La respiration est le phénomène p lequel le sang, fluide nourricier du corps, est mis en conta avec l'oxygène de l'air, subit une combustion partielle, de sang veineux, impur et noir, qu'il était, se transforme e sang artériel rouge, purifié, propre à la nutrition. L'appare respiratoire se compose de la *trachée-artère*, des *bronche* des *poumons*, de l'artère et des veines *pulmonaires*.

La trachée-artère, qui fait suite au larynx, est un larg tube, long d'environ 26 centimètres et soutenu par une sér d'anneaux cartilagineux. A sa partie inférieure, la trachée artère se divise en deux branches : celle de droite se sub divise elle-même en trois autres aboutissant à chacun de trois lobes du poumon droit, et celle de gauche en deux pour les deux lobes du poumon gauche. Chacune de ces ra mifications se subdivise à son tour en d'autres qui se subdi visent encore, et se distribuent dans toutes les parties de poumons. Ce sont les deux gros rameaux de la trachée-ar tère et leurs premières subdivisions qui portent le nom d *bronches*.

Les poumons remplissent avec le cœur la cavité thoraci que ou poitrine. Ils sont au nombre de deux ; leur forme es celle d'un cône irrégulier; leur couleur est grisâtre et mar brée à l'extérieur. A l'intérieur, ils offrent un tissu spongieu sillonné par les ramifications de plus en plus ténues de bronches. Chacun d'eux est enveloppé par une membran séreuse qu'on nomme *plèvre* et qui adhère par sa surface ex terne aux parois de la cage thoracique.

L'*artère pulmonaire* est un élément organique spécial d l'appareil respiratoire. Elle part du cœur où les veines or r:é les produits de leurs absorptions, et bientôt après se mifie comme les bronches en une multitude de conduits i font partie du tissu pulmonaire.

Les *veines pulmonaires* naissent dans les poumons mêmes, : tous les points où le fluide nourricier, en contact avec ir, doit se transformer en sang artériel. Leurs radicules nt alors aussi peu perceptibles que les ramifications bron-iques et artérielles; mais peu à peu elles se réunissent en inules, qui, s'abouchant à leur tour, finissent par former iatre gros troncs par lesquels elles viennent, en définitive, ouvrir dans le cœur.

Le mécanisme de la respiration est simple : il se compose e deux actes contraires : l'*inspiration* et l'*expiration*. Dans nspiration, le diaphragme et les parois de la poitrine s'é-rtent et aspirent l'air qui pénètre dans les poumons par la achée-artère et les bronches. En pénétrant dans le tissu ulmonaire, il s'introduit dans les radicules des vaisseaux ulmonaires et agit sur le sang, dont il brûle une partie du arbone et de l'hydrogène pour former de l'acide carbonique t de la vapeur d'eau. Dans l'expiration, les parois thoraci-ues, se resserrant, chassent l'air mêlé d'acide carbonique t de vapeur d'eau qui a servi à la respiration, et qu'une ouvelle aspiration remplace aussitôt par de l'air pur. Le ang veineux, revivifié par l'aération, devient sang artériel et asse dans les ramifications des veines pulmonaires qui le ortent au cœur, d'où il est projeté dans tout l'organisme ar les artères dont nous allons parler ci-après.

C'est ici le lieu de parler de la *chaleur animale* qui main-ient le corps constamment à la même température (de 38 40 degrés centigrades) et permet à l'homme de supporter ans beaucoup de peine un froid très intense ou une chaleur xcessive. D'après M. Despretz l'action chimique de l'oxy-gène sur le sang produit au moins les sept dixièmes de ette chaleur. Le surplus est dû à l'assimilation des aliments t aux frottements des diverses parties. L'effet constant de a chaleur animale se manifeste au dehors par l'exhalation les fluides qui sortent par les *pores* de la peau, tantôt sous a forme de *transpiration* insensible, quand la chaleur est mo-dérée, tantôt à l'état de gouttelettes qui constituent la *sueur*, quand la température est élevée. S'il est difficile de suppor-ter dans un bain ordinaire une chaleur de 35°, c'est qu'alors l'évaporation est empêchée par le contact et la pression de l'eau; au contraire on peut demeurer assez longtemps dans une étuve chauffée à 50° et plus, parce qu'alors le caloriq est incessamment absorbé par la transpiration qui se v porise.

Ainsi l'homme trouve dans la chaleur même un remède son excès; tandis que, si le froid se fait sentir, la transpir tion diminue d'autant et la déperdition de calorique inter est, par conséquent, presque nulle; en même temps la re piration s'accélère; une plus grande quantité d'oxygène absorbée et les fonctions organiques plus actives devienne des sources de chaleur qui contribuent à neutraliser l'a tion de l'air extérieur.

III. *Circulation.* — La circulation consiste en ce que to le sang qui vient des extrémités par les vaisseaux sangui appelés *veines*, jusqu'à l'appareil respiratoire, retourne e suite à ces mêmes parties par d'autres vaisseaux appel *artères.* Le centre, et on peut dire le moteur de la circulatio est le *cœur.*

Le cœur est un muscle creux placé dans la cavité thora que au milieu de la poitrine, mais incliné à gauche ent les deux poumons. Sa direction est oblique de haut en ba d'arrière en avant et de droite à gauche; son bord dr s'appuie sur le diaphragme. A l'intérieur, il est divisé quatre cavités, les unes droites, les autres gauches. L premières contiennent constamment du sang noir ou ve neux; les secondes, du sang rouge ou artériel. Les cavit droites et les gauches ne communiquent point entre ell du moins chez l'adulte. Elles offrent chacune deux compa timents : le premier est l'*oreillette*, placée à la base de cavité, la seconde est le *ventricule*, placé à son sommet. fonction des oreillettes est de recevoir le sang de toutes veines, pour le transmettre aux ventricules, qui le pousse par les artères : le ventricule droit dans les poumons, ventricule gauche dans toutes les parties du corps. C'e dans l'oreillette droite que viennent s'ouvrir les deux gr troncs veineux connus sous le nom de *veines caves*, sup rieure et inférieure, qui ramènent de toutes les parties l produits des diverses absorptions, et c'est dans l'oreillet gauche qu'est versé par les quatre *veines pulmonaires* le sa qui vient d'être oxygéné dans les poumons.

Le ventricule droit donne naissance à l'artère pulmonair qui porte dans les poumons le fluide à sanguifier. L'artè *aorte* commence à la partie supérieure et droite du ventricu gauche, d'où, par ses divisions successives, elle vient transmettre le véritable sang dans tout le corps.

Ainsi l'appareil circulatoire de l'homme peut se partager en deux grandes moitiés dont l'une est le système général à sang noir, et l'autre le système général à sang rouge. Ces deux systèmes se réunissent par leurs extrémités devenues capillaires, de manière à former un circuit complet. Chacun de ces systèmes se partage à son tour en deux autres, qui sont des troncs ramifiés, communiquant l'un avec l'autre par l'intermédiaire du cœur. Celui-ci peut être lui-même considéré comme la réunion de deux cœurs parfaitement distincts : l'un à sang noir, l'autre à sang rouge. Le système à sang noir commence dans tous les organes par des vaisseaux capillaires, se continue par des veines qui, progressivement, diminuent de nombre en augmentant de volume, et bientôt se réunissent en deux troncs, les *veines caves*, dans le cœur à sang noir ou pulmonaire. Le même système se continue par l'artère pulmonaire et va se terminer dans les poumons par les ramifications capillaires de ce vaisseau. Le système à sang rouge commence dans le poumon par des rameaux capillaires, se continue par les veines pulmonaires qui aboutissent au cœur à sang rouge ou aortique, puis par l'aorte et ses subdivisions, jusqu'aux artères capillaires de tous les organes.

VI

FONCTIONS DE REPRODUCTION.

Les fonctions de reproduction ou de génération, par lesquelles l'homme et la femme donnent naissance à des êtres semblables à eux et assurent ainsi la perpétuité de leur espèce, consistent essentiellement dans la fécondation par l'homme d'un germe qui existe chez la femme et acquiert dès lors une vie propre. Le germe est renfermé dans un *ovule*, qui se développe et se transforme au moyen d'organes particuliers appelés organes *génitaux*.

Les fonctions de reproduction, qui incombent presque intégralement à la femme, comportent nécessairement une organisation différente de celle de l'homme. Ces différences s'augmentent encore par suite du rôle moral et social auquel la femme est destinée, et sur lequel je n'ai pas à m'arrêter ici.

La femme est plus faible que l'homme; ses formes sont plus délicates, plus arrondies, plus gracieuses; elle n'a point de barbe; ses cheveux sont plus longs et ordinairement plus soyeux.

Ses organes génitaux sont contenus dans sa cavité abdominale. Leur volume est assez considérable et s'accroît beaucoup ainsi que leur poids pendant la gestation. Aussi les os du bassin et les muscles qui s'y rattachent sont-ils sensiblement plus développés que ceux de l'homme. En outre comme elle doit, non-seulement porter son enfant et l'alimenter à ses dépens durant la grossesse, mais encore lui fournir, pendant les premiers mois qui suivent sa naissance, un aliment fluide, de digestion facile et contenant néanmoins tous les principes nécessaires à l'accroissement de ses organes, elle est pourvue de deux réservoirs dans lesquels cet aliment s'accumule en temps utile, et se renouvelle tant que dure l'allaitement. Ces appareils sont les *seins* ou *mamelles*, véritables glandes placées sur les parties latérales et antérieures de la poitrine, entre les aisselles et le sternum.

Quant à l'appareil génital proprement dit, il est situé à la partie inférieure de la cavité abdominale, au milieu du bassin et derrière la vessie. Il se compose essentiellement de deux parties : la *matrice* ou *utérus* et les *ovaires*.

L'*utérus*, organe destiné à la conservation du germe fécondé, est une poche ayant à peu près la forme d'une poire aplatie sur ses deux faces. Sa cavité est extrêmement petite dans l'état ordinaire; mais dans la gestation elle acquiert, par la dilatation des parois, une capacité considérable. Elle communique avec les ovaires par deux conduits appelés les *trompes utérines* ou de *Fallope*.

Les ovaires sont deux organes ovoïdes, du volume d'une petite noix, d'un tissu mou, spongieux, celluleux, de couleur grisâtre et renfermant de quinze à vingt vésicules transparentes, de la grosseur d'un grain de millet, et remplies d'un liquide visqueux et jaunâtre. Ces vésicules ne sont autre chose que les œufs où se trouve le germe de l'être futur.

Lorsqu'un de ces ovules est fécondé, il se détache et tombe dans la matrice où le germe commence aussitôt à se développer et passe ensuite de l'état embryonnaire à l'état de *fœtus*. Sa nutrition s'opère par l'intermédiaire du *cordon om-*

bilical, au moyen du *placenta* (vulgairement appelé *délivre* ou *arrière-faix*), large gâteau vasculaire composé d'un réseau de veines et d'artères qui transmettent au fœtus les sang veineux et artériel puisés dans les vaisseaux de la mère. Le placenta, qui existe dans l'ovule à l'état rudimentaire et imperceptible, se développe en même temps que le fœtus jusqu'au moment où l'organisation de celui-ci est assez complète pour lui rendre, non-seulement possible, mais nécessaire, la vie individuelle, la nutrition, la circulation et la respiration directes et isolées. La *parturition* ou accouchement alors a lieu : l'enfant est expulsé par les contractions de l'utérus et des muscles abdominaux; le délivre vient ensuite, et n'étant plus alors d'aucune utilité, doit être séparé à la fois de la mère et de l'enfant. Le *nombril* n'est autre chose que la cicatrice résultant de la section du cordon ombilical.

La durée normale de la gestation est de neuf mois; quelquefois elle se réduit à sept. Lorsque, par un accident quelconque, le fœtus est expulsé avant ce terme, il y a *fausse couche* ou *avortement*, et l'enfant, s'il n'est déjà mort, ne tarde pas à succomber. Quant à l'allaitement, il peut se prolonger plus ou moins suivant les circonstances et suivant la volonté de la mère qui peut, dans beaucoup de cas, remplacer son lait ou celui de la nourrice par du lait de vache, de chèvre ou de brebis, puis par d'autres aliments convenablement choisis et préparés.

La femme ne met au monde, d'ordinaire, qu'un seul enfant à la fois. Cependant il n'est pas rare qu'elle donne le jour à deux, qui sont alors appelés *jumeaux* et peuvent être de sexes différents. On sait que les jumeaux ont presque toujours entre eux une ressemblance frappante. Quelquefois même cette ressemblance est telle, qu'on ne peut les distinguer l'un de l'autre. Les cas d'enfantement triple sont une exception, une anomalie qui peut mettre en danger les jours de la mère et ne laisse guère de chance de conserver les enfants, trop chétifs et mal conformés.

VII

AGES ET DURÉE NORMALE DE LA VIE HUMAINE.

Qu'est-ce que la vie? Selon Bichat, « l'ensemble des fonctions qui s'opposent à la mort. » Cette définition étrange qui cache une pensée amère et profonde, a été vivement attaquée par les physiologistes et les philosophes de toutes les écoles; mais aucun n'en a trouvé de meilleure, et les plus sages ont jugé que le mieux était de n'en point chercher. J'imiterai leur réserve et je me contenterai, pour compléter les notions élémentaires de physiologie humaine, de jeter un coup d'œil sur les phases successives dont se compose l'existence de l'homme, et d'examiner quel est le temps normal de sa durée.

La grande majorité des physiologistes partagent la vie en quatre phases : l'*enfance*, l'*adolescence*, l'*âge viril* et la *vieillesse*.

L'enfance dure depuis la naissance jusqu'à la puberté, âge où se développent les facultés génératrices, c'est-à-dire vers 13 ou 14 ans. Cette limite n'est point absolue et peut être avancée ou reculée par diverses causes. Ainsi la puberté arrive beaucoup plus tôt dans les pays chauds que dans les pays froids ou même tempérés.

L'adolescence dure jusqu'à l'âge où l'individu a atteint son complet développement physique, ce qui a lieu de 25 à 28 ou 30 ans.

Cette période est marquée par une grande activité des fonctions vitales et notamment des fonctions de nutrition proprement dites, par la vivacité de l'intelligence et de la mémoire, et aussi par celle des passions et des sentiments.

A l'adolescence ou jeunesse succède l'âge mûr ou âge viril; c'est la période la plus longue de la vie, et celle dont la limite est la plus variable et le moins nettement déterminée. Quelques auteurs la prolongent jusqu'à la cinquantième année; d'autres jusqu'à la cinquante-cinquième, d'autres jusqu'à la soixantième année, ou même plus encore. Cette période est celle où l'homme jouit de la plénitude de ses facultés physiques et intellectuelles, et où son tempérament prend une assiette définitive, qui se maintient pendant un espace de temps plus ou moins long.

La vieillesse ou *âge sénile* se relie, le plus souvent, à l'âge viril par une transition presque insensible. De cinquante à soixante, le corps prend de l'obésité, les cheveux blanchissent et tombent, la peau se ride, les forces décroissent, l'appétit diminue, les digestions deviennent plus lentes; toutes les fonctions s'alanguissent, le corps et l'esprit se fatiguent plus aisément; l'intelligence et la mémoire perdent aussi de l'activité, enfin les facultés de reproduction disparaissent, et, chez la femme, la menstruation, signe de cette faculté, est supprimée, non sans compromettre gravement la santé et souvent même la vie. D'année en année, le déclin s'accélère; les infirmités surviennent et vont sans cesse s'aggravant; l'individu passe rapidement de la caducité à la décrépitude; triste avant-courière de la mort.

Il va sans dire que je ne tiens point compte ici des éventualités funestes : maladies ou accidents qui peuvent arrêter l'homme à un moment quelconque de sa carrière. L'âge le plus exposé aux causes de destruction qui de toutes parts nous assiégent, est, sans contredit, l'enfance. Les chances de mort par maladie s'amoindrissent ensuite jusqu'à la vieillesse, où elles reparaissent nombreuses et terribles.

La durée de la vie chez les personnes les mieux constituées et qui ont le bonheur de parvenir au dernier terme de la vieillesse, ne dépasse guère quatre-vingts ou quatre-vingt-cinq ans. Elle est égale, par conséquent, à peu près à quatre fois celle de l'accroissement, ou cent soixante-dix fois celle de la gestation.

Quelques physiologistes très éminents ont soutenu cependant que l'homme *devrait* vivre au moins cent ans, et *pourrait* vivre beaucoup plus — sauf accident — s'il savait mieux gouverner ses passions et se tenir en garde contre tout écart de régime.

Au premier rang de ces savants auteurs se place M. Flourens, qui a développé sa séduisante théorie dans son livre de *la Longévité humaine.* Je regrette que l'espace me manque pour analyser et discuter les idées de l'illustre académicien, qui ne reposent sur aucune donnée positive, et qui, si elles semblent trouver une apparence de confirmation dans quelques faits exceptionnels de longévité, reçoivent, hélas! de l'expérience universelle, le démenti le plus formel.

Selon M. Flourens, la durée normale de la vie serait égale, non pas à quatre fois, mais à cinq fois au moins celle de l'accroissement. Or, l'accroissement se terminant de vingt à vingt-cinq ans, le produit de la multiplication est égal à 100 ou 125. Malheureusement M. Flourens néglige dans son argumentation, le principe fondamental de tout bon syllogisme : il oublie de démontrer la *majeure*, dire *pourquoi* la durée normale de la vie doit être égale à cinq fois celle de l'accroissement, et non pas à quatre ou à six fois; en sorte que toute sa théorie repose sur une affirmation arbitraire.

Il divise d'ailleurs, comme les autres physiologistes, la vie en quatre phases; mais il subdivise chacun de ces âges en deux périodes, et en recule notablement les limites.

Ainsi, la *première enfance*, selon lui, se prolonge jusqu'à dix ans, âge où se termine la seconde dentition.

La *seconde enfance*, ou *adolescence*, va de 10 à 20 ans, époque où le jeune homme cesse de croître en hauteur.

La *première jeunesse* finit à 30 ans, et la *seconde* à quarante, « parce que ce n'est que vers quarante ans que se termine l'accroissement en grosseur. »

Le *premier âge mur* va jusqu'à 55 ans, et le *second* JUSQU'A SOIXANTE ET DIX ans. Alors seulement commence la *première vieillesse*. A *quatre-vingt-cinq ans* l'homme entre dans la *seconde vieillesse*, qui se soutient jusqu'à cent ans *au moins*. C'est à cent ans, mais pas plus tôt, qu'arriverait, selon l'illustre académicien, le terme de la vie. Au surplus, M. Flourens n'est pas éloigné de voir dans la vieillesse « un préjugé, » et il soutient que les forces physiques peuvent se soutenir, et les facultés intellectuelles *se développer* jusqu'à la dernière heure de la vie...

Ce système se réfute de lui-même, et l'on regrette seulement de voir un esprit aussi distingué que celui de M. Flourens, à qui la science doit tant de sérieuses et utiles acquisitions, s'égarer dans de pareilles erreurs.

VIII

ANTHROPOLOGIE. — CARACTÈRES GÉNÉRAUX DE L'ESPÈCE HUMAINE.

L'histoire naturelle de l'homme considéré dans la série animale et dans les variétés de l'espèce, tel est l'objet de l'Anthropologie (du grec ἄνθρωπος, *homme*, et λόγος, *discours, traité*). On pense bien que je ne puis donner ici qu'un aperçu très sommaire de cette branche si importante de la science zoologique; d'autant que ce qui a été dit dans la première partie s'y rattache par plus d'un point, et suffit déjà pour justifier, par la connaissance des caractères essentiels de notre espèce, la place qu'elle occupe dans l'échelle zoologique.

Il ne reste donc guère à cet égard qu'à résumer ces caractères en les formulant d'une manière plus précise. Pour ce qui est de la distinction des races ou variétés humaines, elle est loin d'offrir jusqu'à présent la précision et la certitude qu'on a droit de chercher dans une classification scientifique. Je devrai donc me borner à indiquer les résultats qui paraissent rallier aujourd'hui les suffrages des naturalistes les plus compétents et les plus autorisés.

L'homme appartient de toute évidence à la classe des mammifères. Mais, tandis que Linné en avait fait seulement le type le plus parfait du genre *Homo*, dans lequel il lui associait les grands quadrumanes de l'ancien continent : chimpanzés, orangs et gibbons, Cuvier en a fait, non-seulement un genre, mais un ordre à part : celui des *Bimanes*. Aujourd'hui on s'accorde généralement à considérer les bimanes comme formant dans la classe des mammifères une *famille* comprenant un seul genre, le genre Homme, lequel ne renferme lui-même qu'une seule espèce, dont les divisions ne présentent que les caractères différentiels propres aux variétés ou races. Quant aux caractères génériques et spécifiques communs à toutes ces variétés, ils peuvent se résumer ainsi :

Tête arrondie, plus développée dans sa partie crânienne que dans sa partie faciale, et articulée par sa base avec les vertèbres du cou.

Tronc élargi aux épaules et au bassin, avec deux mamelles pectorales écartées et saillantes.

Membres dissemblables : les supérieurs plus courts que les inférieurs, impropres à la locomotion et seuls terminés par des mains ; les inférieurs terminés par des pieds à doigts courts et parallèles, à pouces non opposables, et posant dans toute leur étendue sur le sol.

Station verticale résultant des dispositions harmoniques du tronc, de la tête et des membres.

Distribution spéciale du système pileux, qui est abondant sur la tête, sur la partie inférieure de la face et à la région inguinale, mais court et rare, ou nul, sur la plus grande partie du corps.

Système dentaire composé, chez l'adulte, de trente-deux

dents; savoir, à chaque mâchoire, quatre incisives, deux ca nines et six molaires, dont quatre petites et trois grosses. C système, bien qu'analogue à celui des singes de l'ancien con tinent par le nombre et la forme générale des incisives et de molaires, s'en écarte notablement par les dimensions de canines qui, chez l'homme, ne dépassent qu'à peine les au- tres dents et n'exigent pas, pour loger leur pointe, un espac vide à la mâchoire opposée. La constitution de notre apparei dentaire nous réduit à nous nourrir de fruits, de racines e d'autres aliments faciles à broyer, mais insuffisants pour l'ac croissement et la réparation de nos tissus. Elle ne nous per- met ni de paître l'herbe, ni de dévorer de la chair crue. I faut que le feu vienne à notre aide pour les ramollir. C'es avec le feu, dont seuls nous savons faire usage, que notre es pèce est devenue omnivore, et qu'en même temps elle peu défier les rigueurs des climats les plus froids.

C'est aussi par son industrie, par son invention et so adresse, que l'homme supplée à ce qui lui manque du côt de la force et de la vitesse, ainsi qu'à l'absence complèt d'armes offensives et défensives. Bien plus, cette faibless relative, ainsi que la lenteur de son développement phy sique, a été pour lui un véritable avantage, en ce qu'ell l'a contraint de recourir à ses moyens intérieurs, et surtou à l'intelligence dont il est si largement pourvu. Aucun mam mifère, ainsi que je l'ai montré plus haut, n'approche d l'homme pour le volume et les replis des lobes cérébraux c'est-à-dire de cette partie de l'encéphale qui est l'organe (le siége des facultés intellectuelles. La forme même de so crâne annonce cette grandeur du cerveau, comme la peti tesse de sa face montre combien la partie du système ner veux affectée aux instincts et aux besoins matériels est pe développée.

Aux caractères purement zoologiques que je viens d'énu mérer, il convient donc d'ajouter les suivants :

Intelligence dépassant les limites du présent et du mond sensible. Sentiment moral. Détermination libre. Langag articulé et varié.

IX

ANTHROPOLOGIE. — RACES OU VARIÉTÉS HUMAINES [1].

Les différences qu'on remarque entre les nombreuses populations répandues sur le globe résident principalement dans la forme de la tête osseuse, les traits du visage, les proportions des membres, la stature, le système pileux et la couleur de la peau, c'est-à-dire, en résumé, dans des caractères purement extérieurs, qui se perpétuent, il est vrai, dans chaque race par la génération, mais ne sauraient constituer des différences spécifiques. En effet, les individus de toutes ces races si disparates peuvent se mêler et donner naissance à des individus féconds dont les descendants restent tels à quelque degré qu'on les considère. D'où il suit rigoureusement que tous appartiennent à une seule et même espèce, *à fortiori* à un seul genre. Refuser d'admettre cette conclusion, c'est nier l'idée d'espèce dont la détermination repose précisément sur cette faculté de reproduction illimitée qui n'existe jamais pour les individus d'espèces distinctes, alors même que ces espèces semblent, du reste, le plus rapprochées l'une de l'autre.

Ce principe une fois établi diminue singulièrement la valeur de la classification des variétés humaines, qui paraissent suceptibles de se modifier notablement sous l'influence du climat, des mœurs, de la civilisation, et qui sont peut-être destinées à se fondre un jour, par des croisements successifs, en une seule et même race.

Parmi les caractères qui servent à distinguer les races, il faut signaler comme les plus importants et les plus apparents à la fois les formes de la tête osseuse, la couleur de la peau et la nature du système pileux.

En ce qui concerne la forme de la tête, les différences consistent surtout dans la grandeur de l'angle facial. Cet

[1] J'emprunte la plus grande partie de ce qui va suivre à l'excellent article *Homme*, du *Dictionnaire français illustré* qui se publie actuellement sous la direction de M. le Dr Dupiney de Vorepierre. Cette vaste et savante Encyclopédie est le résumé complet et fidèle des connaissances humaines, telles qu'elles résultent des plus récentes découvertes de la science.

angle est formé par deux lignes dont l'une est tangente au front et aux incisives, et l'autre, horizontale, passe par l'ouverture des conduits auditifs et de l'épine nasale inférieure. C'est d'après le plus ou moins d'ouverture de cet angle qu'on a cru pouvoir diviser les races humaines en *orthognathique* (à mâchoire droite), dont l'angle facial est très ouvert, le front proéminent et la face peu développée, — et *prognathique* (à mâchoire avancée), dont l'angle facial est aigu, le front déprimé, la face proéminente et allongée en une sorte de museau.

En considérant la forme plus ou moins déprimée latéralement de la boite crânienne, Retzius a divisé l'espèce humaine en deux grandes variétés : celle des *Dolichocéphales* (têtes allongées) et celle des *Brachycéphales* (têtes courtes).

Tout le monde sait que la couleur de la peau varie dans l'espèce humaine, depuis le blanc plus ou moins mat ou rose jusqu'au noir le plus foncé, en passant par les nuances jaune pâle, olivâtre, cuivrée, rouge, brune. On parle vulgairement de la race *blanche*, de la race *jaune*, de la race *rouge* et de la race *noire*, comme si ces épithètes exprimaient des différences constantes et vraiment caractéristiques. On ignore ou l'on oublie que le mélanisme le plus prononcé se rencontre chez des hommes qui ont d'ailleurs tous les traits de la race communément appelée blanche, et qu'il existe de prodigieuses différences dans la teinte de la peau parmi les peuples réputés de même couleur. Toutefois, il existe une certaine relation entre la couleur de la peau et les caractères plus réellement typiques. C'est ainsi que les hommes *prognathes* sont toujours de couleur plus ou moins foncée; tandis que les *orthognathes* offrent le plus souvent des couleurs claires. La couleur de la peau doit donc avoir une place, mais seulement une place secondaire dans la caractéristique des grands types de l'espèce.

Le système pileux offre un caractère différentiel plus sûr et moins variable. Il est plus ou moins abondant ou rare, particulièrement sur la face. Les cheveux surtout varient considérablement en longueur, en consistance, en couleur, et il existe une ligne de démarcation très tranchée entre les races à *cheveux lisses* et les races à *cheveux crépus* ou *laineux*.

En résumé, c'est moins sur des caractères physiques de si peu de valeur que sur la recherche des origines et de la filiation des langues, de l'influence du sol et des climats, que peuvent reposer une histoire rationnelle et une classification

érieuse des races humaines. Ce grand travail présente d'im-
nenses difficultés et ne sera peut-être jamais accompli. On
e peut donc, je le répète, que se borner ici à exposer briè-
ement les idées le plus généralement reçues.

X

NTHROPOLOGIE. — DISTRIBUTION ET CARACTÈRES DES RACES HUMAINES.

On admet aujourd'hui la division de l'espèce humaine en
inq *races* principales, qui se subdivisent en un assez grand
ombre de *familles*.

I. *Race Caucasique* ou *blanche*. — Cette race se distingue
ar les traits suivants : crâne régulièrement ovoïde ; visage
vale, sans projection de la mâchoire ni saillie des pommet-
es. Angle facial très ouvert (de 80 à 92°) ; nez long, plus
aillant que large ; yeux horizontaux ; bouche petite ou
noyenne ; lèvres minces et bien dessinées ; barbe épaisse,
heveux fins, droits ou bouclés, variant ainsi que la barbe
u blond au noir ; peau naturellement blanche, mais prenant
me teinte plus ou moins basanée, suivant le climat, le tem-
érament et le genre de vie ; stature élégante, taille svelte,
nembres bien dessinés ; bassin large, mamelles de la femme
émisphériques ou piriformes. Cette race, originaire, d'après
Cuvier, des hauteurs du Caucase, a donné naissance aux
peuples les plus intelligents, les plus civilisés, et qui ont généralement dominé les autres. Elle comprend trois grandes
familles :

La famille *Sémitique* ou *Araméenne*, qui a laissé ses mo-
numents les plus anciens dans la Mésopotamie ;

La famille *Aryane*, *Japétique* ou *Indo-Européenne*, qui a
peuplé le Turkestan, l'Arménie, l'Asie Mineure, toute l'Eu-
rope et quelques points de l'Afrique septentrionale ; qui a
déjà conquis et couvert presque tout le nouveau monde, et
porté à un si haut degré d'avancement les lettres, les sciences, la philosophie, les arts et l'industrie ;

Et la famille *Egyptienne*, qui a prospéré autrefois dans la
riche vallée du Nil, mais n'est plus représentée aujourd'hui

que par les *Coptes*, débris de l'ancienne population d'Egypt
Cette famille se rapproche des races nègres par une tendan
marquée au prognathisme et par la couleur plus ou moi
noirâtre ou brune de la peau.

II. *Race Mongolique* ou *jaune*. — Caractères : crâne moi
ovale que dans la race Caucasique ; contour de la face aya
la forme de losange, grâce à la saillie des pommettes et à
dépression des temporaux ; angle externe des yeux relev
paupières bridées et demi-closes ; front aplati, nez épat
face large, bouche grande, lèvres épaisses ; dents incisiv
proclives ; angle facial de 75 à 80°. Membres gros, charnu
mal dessinés ; poil rare à la face et au corps ; cheveux noir
rudes et plats ; teintes de la peau variant du blanc mat a
jaune plus ou moins brun ; enfin, mamelles des femmes co
niques. Cette race couvre la partie orientale et septentriona
de l'Asie, à partir des monts Himalaya et de la rive gauch
du Gange.

On la divise en trois familles :

La famille *Mongole* qui occupe la région centrale de l'As
et comprend les Mongols proprement dits, les Kalmouks
les Mandchoux ;

La famille *Indo-Chinoise*, qui comprend les populations d
la grande presqu'île transgangétique, les Chinois, les Co
réens, les Japonais et les Tonquinois ;

Et la famille *Hyperboréenne* qui comprend, dans l'As
boréale, les Tongouses, les Samoièdes, les Iakoutes, et, da
l'extrême nord de l'Amérique, les Groënlandais et les Es
quimaux.

Plusieurs auteurs rattachent en outre à la race Mongoliqu
les Lapons, les Finnois et les Magyars, que d'autres croien
appartenir à la race Caucasique.

III. *Race Nègre*. — Caractères : crâne allongé ; vertex aplati
front étroit, comprimé aux tempes ; prognathisme très ma
qué ; nez aplati, court, épaté ; angle facial de 60 à 75° ; lèvre
très grosses, cheveux courts, laineux et comme feutrés ; poil
rares ; tronc et bassin plus développés en largeur que dan
les races précédentes ; membres antérieurs proportionelle
ment plus longs ; membres inférieurs arqués en dedans e
remarquables par l'aplatissement du mollet et le défaut d
cambrure du pied ; mamelles de la femme allongées et piri

formes ; peau brune ou noire; muqueuses violacées. Cette race se partage en deux familles : la famille *Ethiopienne*, qui comprend les peuplades de nuance foncée, variant depuis le noir d'ébène du Iolof, jusqu'au brun jaunâtre du Cafre ;

Et la famille *Hottentote* qui se distingue par la petitesse de sa taille, la maigreur de ses formes et la teinte de sa peau qui est feuille morte ou brun enfumé. La race nègre est disséminée sur le continent africain en peuplades sauvages ou barbares, féroces, ignorantes et incapables, à ce qu'il semble, de parvenir par elles-mêmes à un état social qui mérite le nom de civilisation.

IV. *Races Américaines.* — Ces races n'ont point de caractère à la fois précis et constant qui permette de les considérer comme une race homogène. Les traits présentés comme typiques par les voyageurs n'appartiennent en réalité qu'aux *peaux rouges*, qui erraient autrefois dans l'Amérique septentrionale, de la Louisiane au Canada et des monts Allghanys aux montagnes Rocheuses. La forme de leur crâne, leurs cheveux noirs et leur barbe rare rapprochent ces sauvages du type mongolique; mais leurs traits prononcés, leur nez arqué et leurs yeux grands les rapprochent de la race blanche. Quant à leur peau, elle est d'une nuance de cuivre rouge qu'on ne retrouve dans aucune des races de l'ancien continent.

Les autres races américaines peuvent se partager en quatre familles : la famille *Mexicaine*, dont la peau est olivâtre; la famille *Brasilo-guaranienne*, qui rappelle par sa couleur jaunâtre le type mongolique ; la famille *Pampéenne*, qui habite les pampas du Paraguay et du Chili et les versants des Cordillères, et qui se distingue par un nez épaté, une bouche grande, de grosses lèvres, une peau brune olivâtre, une haute taille et des formes athlétiques (Patagons); enfin la famille *Ando-péruvienne*, dont la taille est beaucoup moins élevée que celle des Pampéens.

V. *Races Océaniennes.* — Dans l'Océanie ainsi que dans l'Amérique, on rencontre, au lieu d'une race unique, un certain nombre de types qui rappellent plus ou moins ceux de l'ancien monde, et dont les principaux sont les suivants :

Le type *malais* tient le milieu entre les types chinois et hindou. Il rappelle le premier par la forme allongée du

crâne, la saillie des os malaires et l'obliquité des yeux ; l
second par la taille et par la disposition des membres. Le
malais offrent en outre un certain degré de prognathism
Leur teint est jaune-brun et leurs cheveux sont plats et noir

Le type *polynésien* appartient, ainsi que son nom l'indique
aux populations des nombreuses îles de la Polynésie; mai
ce type est assez mal défini. Les Taïtiens, d'après Lesson
en offrent les traits les plus saillants et les plus répandus
Ils ont les traits réguliers et le front haut des Caucasiens
mais leur face est plus forte, leur nez un peu large, et leur
lèvres et leur mâchoire inférieure sont saillantes. Leur cou
leur est le brun-olivâtre. Les femmes sont d'une nuanc
plus claire que les hommes.

Le type des *nègres océaniens* se trouve dans plusieurs île
de l'archipel Indien ; mais il est surtout marqué chez les Pa
pous, habitants de la Nouvelle Guinée. Il se rapproche d
type des nègres d'Afrique, mais il est encore plus hideux e
semble représenter le maximum de la dégradation hu
maine, la dernière limite qui sépare l'homme de la brute

Enfin le type *australien* est caractérisé, d'après Lesson
par des pommettes saillantes, des dents très proclives, u
nez épaté, des lèvres énormes, des membres grêles et d'un
longueur disproportionnée, une peau d'un brun-noir sale
des cheveux épais et lisses, une barbe roide et fournie. C
type est celui des indigènes sauvages féroces et stupides d
l'Australie et d'une partie de la Nouvelle Guinée et d'autre
îles de l'Océanie.

Je n'ai pu, dans cet opuscule, qu'effleurer bien légère
ment les parties les plus essentielles d'un sujet qui, par l
multiplicité de ses aspects, et plus encore par la haute porté
de ses enseignements, mérite au plus haut degré l'attentio
du savant et du philosophe.

J'aurai assez fait néanmoins, dans l'humble mesure de me
forces et dans les étroites limites qui m'étaient tracées, si j'a
pu, par cette esquisse rapide et incomplète, inspirer à me
lecteurs le désir de l'approfondir davantage. Puissé-je, pa
le peu que j'ai dit, les avoir intéressés aux importantes ques
tions qu'embrasse le vaste problème que la sagesse antiqu
proposait aux penseurs de tous les temps en inscrivant a
fronton du temple de Delphes la devise fameuse : CONNAIS
TOI TOI-MÊME !

BIBLIOTHEQUE NATIONALE DE FRANCE
3 7531 03287610 5

www.ingramcontent.com/pod-product-compliance
Ingram Content Group UK Ltd.
Pitfield, Milton Keynes, MK11 3LW, UK
UKHW020210200726
13856UKWH00004B/1295